Le Régime Paléo 2023

Des recettes saines et gourmandes pour une vie active

Claire Dubois

Contenu

Sauté asiatique au boeuf et légumes 10
Steaks de bois de cèdre avec tartinade asiatique et salade de chou 13
Steaks de tritip poêlés à la pepperonata de chou-fleur 20
Steaks grillés au Poivre avec sauce aux champignons et dijon 22
biftecks 22
Plonger 22
Steaks grillés avec salade de salsa et chips d'oignons caramélisés 25
biftecks 25
vinaigrette 25
Oignons caramélisés 26
Poisson grillé au "beurre" d'oignons et d'ail 28
Salade de faux-filet aux betteraves grillées 30
Côtes levées coréennes au chou braisé au gingembre 32
Short ribs de bœuf à la gremolata agrumes et fenouil 35
Côtes 35
Citrouille cuite 35
gremolata 36
Pâtés à la viande à la suédoise avec salade de concombre et moutarde 38
Salade de concombre 38
Empanadas à la viande 38
Galette de bœuf grillée sur roquette avec légumes-racines rôtis 42
Burgers de bœuf grillé aux tomates en croûte de sésame 45
Burgers sur bâton sauce Baba Ghanoush 48
Poivrons farcis fumés 51
Burgers de bison aux oignons cabernet et roquette 54
Pain de bison et d'agneau sur blettes et patates douces 57
Boulettes de bison sauce pommes et groseilles aux courgettes Pappardelle .. 60
Boulettes de viande 60
Sauce aux pommes et groseilles 60
Pappardelles de courgettes 61
Bison Porcini Bolognaise avec ail rôti et spaghetti 63

chili con carne bison 66

Steaks de bison aux épices marocaines avec citrons grillés 68

Pavé de bison frotté aux herbes provençales 70

Côtes de bison braisées au café avec gremolata mandarine et purée de céleri rave 72

Marinade 72

cuire à feu doux 72

soupe d'os de boeuf 75

Épaule de porc épicée tunisienne avec frites épicées 78

Porc 78

Puces 78

Épaule de porc grillée à la cubaine 81

Rôti de porc italien épicé aux légumes 84

Mole de porc en cuisson lente 86

Ragoût de porc et potiron au cumin 89

Rôti de haut de longe farci aux fruits avec sauce au cognac 91

Rôti 91

sauce cognac 91

Rôti de porc façon porchetta 94

Longe de porc braisée à la tomate 97

Filet de porc farci aux abricots 100

Filet de porc en croûte de légumes et huile d'ail croustillante 102

Porc aux épices indiennes avec sauce à la noix de coco 104

Escalopes de porc aux pommes et marrons épicés 105

Fajitas au porc pour la friture 108

Filet de porc au porto et aux pruneaux 110

Côtelettes de porc style Moo Shu sur laitue avec légumes marinés rapidement 112

légumes marinés 112

Porc 112

Côtelettes de porc aux noix de macadamia, sauge, figues et purée de patates douces 114

Côtelettes de porc poêlées au romarin et lavande aux raisins et noix grillées 116

Côtelettes de porc alla Fiorentina avec brocoli rôti Rabe 118

Côtelettes de porc farcies à la scarole 121

Côtes levées fumées avec sauce aux pommes et à la moutarde 125

Côtes 125

Plonger	125
Côtes de porc grillées avec salade d'ananas frais	128
ragoût de porc épicé	130
Goulache	130

Chou 130

Boulettes de viande de saucisse marinara italienne avec fenouil tranché et oignons sautés	132
Boulettes de viande	132
Marinara	132
Barquettes de courgettes farcies au porc au basilic et pignons de pin	135
Bols de nouilles au curry, au porc, à l'ananas, au lait de coco et aux herbes	137
Empanadas épicées au porc grillé avec salade de concombre épicée	140
Pizza aux courgettes avec pesto de tomates séchées, poivrons et saucisses italiennes	142
Gigot d'agneau fumé au citron et coriandre avec asperges grillées	145
Fondue d'agneau	148
Ragoût d'agneau aux nouilles de céleri-rave	151
Côtelettes d'agneau sauce épicée à la grenade et aux dattes	153
chutney	153
côtelettes d'agneau	153
Escalopes de longe d'agneau chimichurri avec chou radicchio sauté	155
Côtelettes d'agneau tartinées d'anchois et de sauge avec rémoulade de carottes et patates douces	157
Burgers d'agneau farcis au coulis de poivron rouge	159
Coulis De Poivron Rouge	159
hamburger	159
Brochettes d'agneau au double origan et sauce tzatziki	163
brochettes d'agneau	163
sauce tzatziki	163
Poulet grillé au safran et citron	165
Poulet Spatchcocked avec salade de jicama	167
Poulet	167
Salade de chou	167
Quartier arrière de poulet grillé avec vodka, carottes et sauce tomate	170
Poulet Rôti et Frites de Rutabaga	172
Coq au vin aux trois champignons et purée de rutabaga à la ciboulette	175

Pilons glacés à l'eau-de-vie de pêche	178
Glaçage pêche et cognac	178
Poulet mariné au Chili avec salade de mangue et melon	180
Poulet	180
salade	180
Pilons de poulet façon tandoori avec raïta de concombre	183
Poulet	183
Concombre Raïta	183
Ragoût de poulet au curry avec des légumes-racines, des asperges et le goût de la pomme verte et de la menthe	185
Salade paillard de poulet grillé aux framboises, betteraves et amandes frites	187
Poitrine de poulet farcie de brocoli avec sauce tomate fraîche et salade César	190
Shawarma de poulet grillé avec légumes épicés et vinaigrette aux pignons de pin	193
Poitrine de poulet rôtie aux champignons, chou-fleur pilé à l'ail et asperges rôties	195
Soupe au poulet à la thaïlandaise	197
Poulet grillé avec sauge citronnée et scarole	199
Poulet aux oignons nouveaux, cresson et radis	202
Poulet Tikka Masala	204
Pilon de poulet Ras el Hanout	207
Pilons de poulet marinés à la carambole sur compote d'épinards	210
Tacos de poulet au chou poblano avec mayonnaise chipotle	212
Ragoût de poulet aux jeunes carottes et Bok Choy	214
Faire frire le poulet avec les noix de cajou, l'orange et le poivron sur des roulés de laitue	216
Poulet vietnamien à la noix de coco et à la citronnelle	218

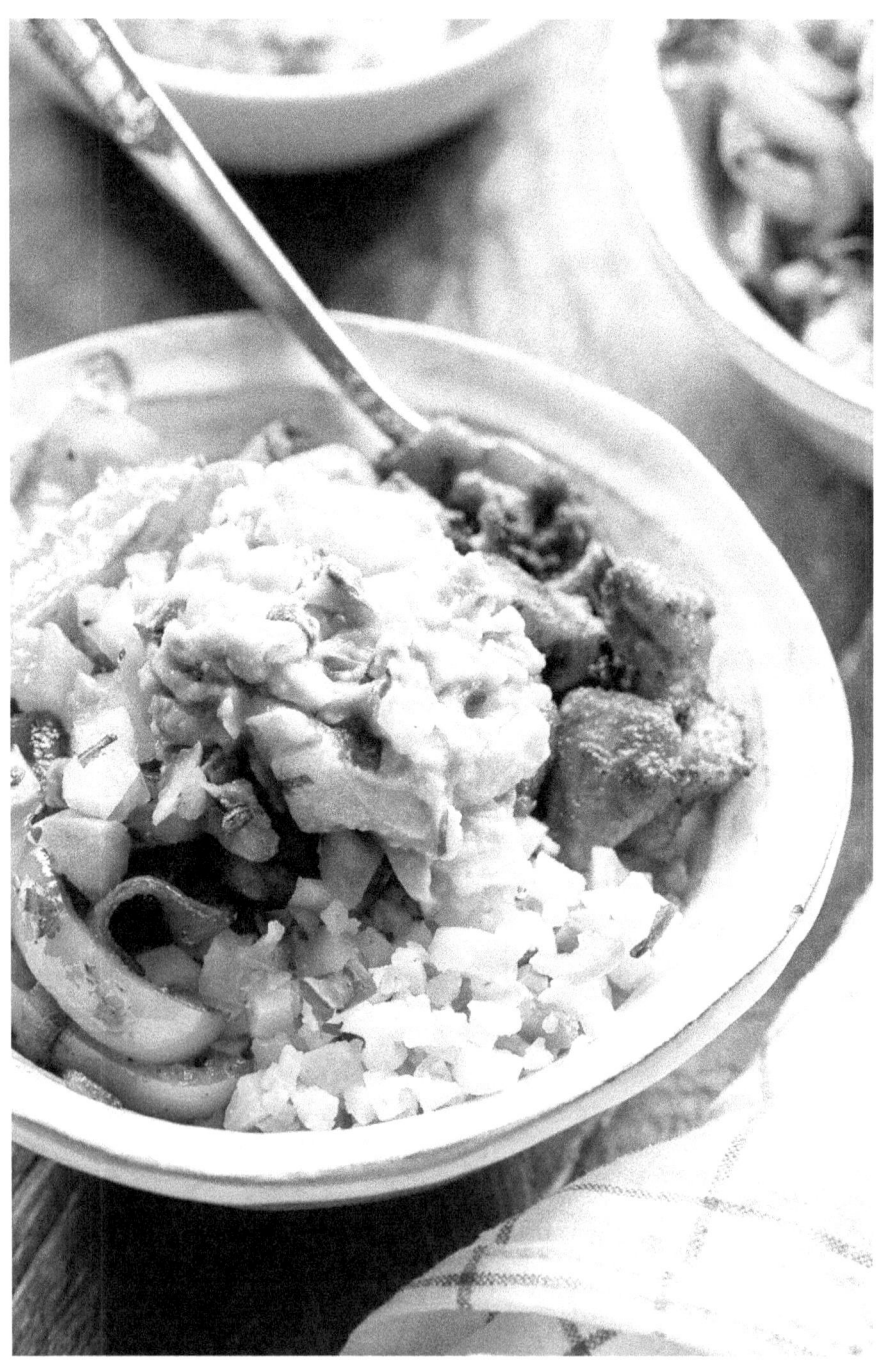

SAUTE ASIATIQUE AU BOEUF ET LEGUMES

DEVOIRS:30 minutes Cuisson : 15 minutes Utilisation : 4 portions

FIVE SPICE POWDER EST UN MELANGE D'EPICES SANS SEL. IL EST LARGEMENT UTILISE DANS LA CUISINE CHINOISE. IL SE COMPOSE A PARTS EGALES DE CANNELLE MOULUE, DE CLOUS DE GIROFLE, DE GRAINES DE FENOUIL, D'ANIS ETOILE ET DE GRAINS DE POIVRE DE SICHUAN.

- 1½ livre de filet de bœuf désossé ou de bifteck de ronde de bœuf désossé, coupé à 1 pouce d'épaisseur
- 1½ cuillères à café de cinq épices en poudre
- 3 cuillères à soupe d'huile de noix de coco raffinée
- 1 petit oignon rouge, coupé en fines rondelles
- 1 petite botte d'asperges (environ 12 onces), parées et coupées en morceaux de 3 pouces
- 1½ tasse de carottes oranges et/ou jaunes coupées en julienne
- 4 gousses d'ail, hachées
- 1 cuillère à café de zeste d'orange finement râpé
- ¼ tasse de jus d'orange frais
- ¼ tasse de bouillon d'os de boeuf (voir<u>recette</u>) ou soupe de bœuf sans sel ajouté
- ¼ tasse de vinaigre de vin blanc
- ¼ à ½ cuillère à café de piment rouge moulu
- 8 tasses de chou nappa haché
- ½ tasse d'amandes effilées non salées grillées ou de noix de cajou non salées grossièrement hachées (voir le conseil à la page 57)

1. Si désiré, congeler partiellement la viande pour faciliter la découpe (environ 20 minutes). Couper la viande en tranches très fines. Dans un grand bol, mélanger le bœuf et la poudre de cinq épices. Dans un grand wok ou une très grande poêle, chauffer 1 cuillère à soupe d'huile de noix de coco à feu moyen. Ajouter la moitié de la viande; cuire et remuer pendant 3 à 5 minutes ou jusqu'à ce qu'ils soient dorés. Transférer la viande dans un bol. Répéter avec la viande restante et une autre cuillère à soupe d'huile. Transférer la viande dans un bol avec l'autre viande cuite.

2. Ajouter la cuillère à soupe d'huile restante dans le même wok. Ajouter les oignons; cuire et remuer pendant 3 minutes. Ajouter les asperges et les carottes; cuire et remuer pendant 2 à 3 minutes ou jusqu'à ce que les légumes soient tendres mais encore croquants. Ajouter l'ail; cuire et remuer pendant 1 minute de plus.

3. Pour la sauce, combiner le zeste d'orange, le jus d'orange, le bouillon d'os de bœuf, le vinaigre et le poivron rouge moulu dans un petit bol. Ajouter la sauce aux légumes dans le wok et toute la viande avec le jus dans le bol. Cuire et remuer pendant 1 à 2 minutes ou jusqu'à ce que le tout soit bien chaud. À l'aide d'une écumoire, transférer les légumes de bœuf dans un grand bol. Couvrir pour garder au chaud.

4. Cuire la sauce, à découvert, à feu moyen pendant 2 minutes. Ajouter le chou; cuire et remuer pendant 1 à 2 minutes ou jusqu'à ce que le chou soit tendre. Répartir le chou et le jus de cuisson dans quatre assiettes de

service. Saupoudrer uniformément du mélange de viande. Saupoudrer de noix.

STEAKS DE BOIS DE CEDRE AVEC TARTINADE ASIATIQUE ET SALADE DE CHOU

PLONGER : 1 heure de préparation : 40 minutes au gril : 13 minutes repos : 10 minutes Utilisation : 4 portions.

LE CHOU NAPA EST PARFOIS APPELE CHOU CHINOIS. IL A DE BELLES FEUILLES RIDEES DE COULEUR CREME AVEC DES POINTES JAUNE-VERT VIF. IL A UNE SAVEUR ET UNE TEXTURE DELICATES ET DOUCES, CONTRAIREMENT AUX FEUILLES CIREUSES DU CHOU POMME, ET EST, SANS SURPRISE, UN NATUREL DANS LES PLATS DE STYLE ASIATIQUE.

- 1 grand cèdre
- ¼ once de champignons shiitake séchés
- ¼ tasse d'huile de noix
- 2 cuillères à café de gingembre frais moulu
- 2 cuillères à café de piment rouge moulu
- 1 cuillère à café de poivre de Sichuan concassé
- ¼ cuillère à café de cinq épices en poudre
- 4 gousses d'ail, hachées
- 4 steaks de bœuf de 4 à 5 onces, coupés de ¾ à 1 pouce d'épaisseur
- Chou asiatique (voir recette, sous, ci-dessous)

1. Placez la planche de gril dans l'eau ; éclaircir et laisser tremper pendant au moins 1 heure.

2. Pendant ce temps, pour la tartinade asiatique, versez de l'eau bouillante sur les champignons shiitake séchés dans un petit bol; laisser reposer 20 minutes pour se réhydrater. Égouttez les champignons et mettez-les

dans un multicuiseur. Ajouter l'huile de noix, le gingembre, le poivron rouge moulu, les grains de poivre de Szechuan, la poudre de cinq épices et l'ail. Couvrir et mélanger jusqu'à ce que les champignons soient hachés et que les ingrédients soient combinés ; Mettre de côté.

3. Videz la plaque de gril. Pour un gril au charbon de bois, placez les charbons autour du périmètre du gril à feu moyen-vif. Placez la planche du gril directement sur les braises. Couvrir et griller de 3 à 5 minutes ou jusqu'à ce que le gril commence à crépiter et à fumer. Griller les steaks directement sur des charbons ardents ; griller de 3 à 4 minutes ou jusqu'à ce qu'ils soient carbonisés. Transférer les steaks sur une planche à découper, côté cuit vers le haut. Placez la planche au milieu du gril. Étendre la sauce asiatique sur les steaks. Couvrir et faire griller de 10 à 12 minutes ou jusqu'à ce qu'un thermomètre à lecture instantanée inséré horizontalement dans les steaks indique 130 °F. (Pour un gril à gaz, préchauffer le gril. Réduire le feu à moyen. Placer la planche égouttée sur une grille; couvrir et griller de 3 à 5 minutes ou jusqu'à ce que la planche crépite et fume. Placer les filets sur le gril pendant 3 à 4 minutes ou jusqu'à ce que vous transfériez les filets sur une planche, côté saisi vers le haut. Placer le gril pour une cuisson indirecte ; placez la planche avec les filets sur le brûleur éteint. Répartir la tartinade entre les steaks. Couvrir et faire griller de 10 à 12 minutes ou jusqu'à ce qu'un thermomètre à lecture instantanée inséré horizontalement dans les filets indique 130 °F.) Régler la grille pour la cuisson indirecte; placez la planche avec les filets sur le brûleur éteint. Répartir la

tartinade entre les steaks. Couvrir et faire griller de 10 à 12 minutes ou jusqu'à ce qu'un thermomètre à lecture instantanée inséré horizontalement dans les filets indique 130 °F.) Régler la grille pour la cuisson indirecte; placez la planche avec les filets sur le brûleur éteint. Répartir la tartinade entre les steaks. Couvrir et griller de 10 à 12 minutes ou jusqu'à ce qu'un thermomètre à lecture instantanée inséré horizontalement dans les filets indique 130 °F.) côté cuit vers le haut. Placer le gril pour une cuisson indirecte ; placez la planche avec les filets sur le brûleur éteint. Répartir la tartinade entre les steaks. Couvrir et faire griller de 10 à 12 minutes ou jusqu'à ce qu'un thermomètre à lecture instantanée inséré horizontalement dans les filets indique 130 °F.) Régler la grille pour la cuisson indirecte; placez la planche avec les filets sur le brûleur éteint. Répartir la tartinade entre les steaks. Couvrir et faire griller de 10 à 12 minutes ou jusqu'à ce qu'un thermomètre à lecture instantanée inséré horizontalement dans les filets indique 130 °F.) Régler la grille pour la cuisson indirecte; placez la planche avec les filets sur le brûleur éteint. Répartir la tartinade entre les steaks. Couvrir et griller de 10 à 12 minutes ou jusqu'à ce qu'un thermomètre à lecture instantanée inséré horizontalement dans les filets indique 130 °F.) côté cuit vers le haut. Placer le gril pour une cuisson indirecte ; placez la planche avec les filets sur le brûleur éteint. Répartir la tartinade entre les steaks. Couvrir et faire griller de 10 à 12 minutes ou jusqu'à ce qu'un thermomètre à lecture instantanée inséré horizontalement dans les filets indique 130 °F.) Régler la grille pour la cuisson indirecte; placez la planche avec les filets sur le brûleur éteint. Répartir la tartinade entre les steaks. Couvrir et faire griller de 10 à 12 minutes ou jusqu'à ce qu'un thermomètre à lecture instantanée inséré horizontalement dans les filets indique 130 °F.) Régler la grille pour la cuisson indirecte; placez la planche avec les filets sur le brûleur éteint. Répartir la tartinade entre les steaks. Couvrir et griller de 10 à 12 minutes ou jusqu'à ce qu'un thermomètre à lecture instantanée inséré horizontalement dans les filets indique 130 °F.) placez la planche avec les filets sur le brûleur éteint. Répartir la tartinade entre les steaks. Couvrir et faire griller de 10 à 12 minutes ou jusqu'à ce qu'un thermomètre à lecture instantanée inséré horizontalement dans les filets indique 130 °F.) Régler la grille pour la cuisson indirecte; placez la planche avec les filets sur le brûleur éteint. Répartir la tartinade entre les steaks. Couvrir et faire griller de 10 à 12 minutes ou jusqu'à ce qu'un thermomètre à lecture instantanée inséré horizontalement dans les filets indique 130 °F.) Régler la grille pour la cuisson indirecte; placez la planche avec les filets sur le brûleur éteint. Répartir la tartinade entre les steaks. Couvrir et griller de 10 à 12 minutes ou jusqu'à ce qu'un thermomètre à lecture instantanée inséré horizontalement dans les filets indique 130 °F.) placez la planche avec les filets sur le brûleur éteint. Répartir la tartinade entre les steaks. Couvrir et faire griller de 10 à 12 minutes ou jusqu'à ce qu'un thermomètre à lecture instantanée inséré horizontalement dans les filets indique 130 °F.) Régler la grille pour la cuisson indirecte; placez la planche avec les filets sur le brûleur éteint. Répartir la tartinade entre les steaks. Couvrir et faire griller de 10 à 12 minutes ou jusqu'à ce qu'un thermomètre à lecture instantanée inséré horizontalement dans les filets indique 130 °F.) Régler la grille pour la cuisson indirecte; placez la planche avec les filets sur le brûleur éteint. Répartir la tartinade entre les steaks. Couvrir et griller de 10 à 12 minutes ou jusqu'à ce qu'un thermomètre à lecture instantanée inséré horizontalement dans les filets indique 130 °F.) Couvrir et faire griller de 10 à 12 minutes ou jusqu'à ce qu'un thermomètre à lecture instantanée inséré horizontalement dans les filets indique 130 °F.) Régler la grille pour la cuisson indirecte; placez la planche avec les filets sur le brûleur éteint. Répartir la tartinade entre les steaks. Couvrir et faire griller de 10 à 12 minutes ou jusqu'à ce qu'un thermomètre à lecture instantanée inséré horizontalement dans les filets indique 130 °F.) Régler la grille pour la cuisson indirecte; placez la planche avec les filets sur le brûleur éteint. Répartir la tartinade entre les steaks. Couvrir et griller de 10 à 12 minutes ou jusqu'à ce qu'un thermomètre à lecture instantanée inséré horizontalement dans les filets indique 130 °F.) Couvrir et faire griller de 10 à 12 minutes ou jusqu'à ce qu'un thermomètre à lecture instantanée inséré horizontalement dans les filets indique 130 °F.) Régler la grille pour la cuisson indirecte; placez la planche avec les filets sur le brûleur éteint. Répartir la tartinade entre les steaks. Couvrir et faire griller de 10 à 12 minutes ou jusqu'à ce qu'un thermomètre à lecture instantanée inséré horizontalement dans les filets indique 130 °F.) Régler la grille pour la cuisson indirecte; placez la planche avec les filets sur le brûleur éteint. Répartir la tartinade entre les steaks. Couvrir et griller de 10 à 12 minutes ou jusqu'à ce qu'un thermomètre à lecture instantanée inséré horizontalement dans les filets indique 130 °F.) Couvrir et faire griller de 10 à 12 minutes ou jusqu'à ce qu'un thermomètre à lecture instantanée inséré horizontalement dans les filets indique 130 °F.) Régler la grille pour la cuisson indirecte; placez la planche avec les filets sur le brûleur éteint. Répartir la tartinade entre les steaks. Couvrir et griller de 10 à 12 minutes ou jusqu'à ce qu'un thermomètre à lecture instantanée inséré horizontalement dans les filets indique 130 °F.) Couvrir et faire griller de 10 à 12 minutes ou jusqu'à ce qu'un thermomètre à lecture instantanée inséré horizontalement dans les filets indique 130 °F.) Régler la grille pour la cuisson indirecte; placez la planche avec les filets sur le brûleur éteint. Répartir la tartinade entre les steaks. Couvrir et griller de 10 à 12 minutes ou jusqu'à ce qu'un thermomètre à lecture instantanée inséré horizontalement dans les filets indique 130 °F.)

4. Retirez les steaks du gril. Couvrir les biftecks de papier d'aluminium sans serrer; laisser reposer 10 minutes. Couper les steaks en tranches de ¼ de pouce d'épaisseur. Servir le steak sur une salade asiatique.

Salade asiatique : Dans un grand bol, mélanger 1 tête moyenne de chou napa, finement tranchée ; 1 tasse de chou rouge finement râpé; 2 carottes, pelées et coupées en julienne; 1 poivron rouge ou jaune, épépiné et tranché très finement; 4 oignons nouveaux, finement hachés ; 1 à 2 piments serrano, épépinés et hachés (voir biais); 2 cuillères à soupe de coriandre hachée; et 2 cuillères à soupe de menthe moulue. Pour la vinaigrette, mélangez 3 cuillères à soupe de jus de citron frais, 1 cuillère à soupe de gingembre frais râpé, 1 gousse d'ail hachée et ⅛ cuillère à café de cinq épices en poudre dans un robot culinaire ou un mélangeur. Couvrir et traiter jusqu'à consistance lisse. Avec le processeur en marche, ajoutez graduellement ½ tasse d'huile de noix et mélangez jusqu'à consistance lisse. Ajouter 1 oignon de printemps émincé finement à la vinaigrette. Verser sur la salade et mélanger.

STEAKS DE TRITIP POELES A LA PEPPERONATA DE CHOU-FLEUR

DEVOIRS:25 minutes Cuisson : 25 minutes Utilisation : 2 portions

PEPERONATA EST UN RAGOUT TRADITIONNEL ROTI LENTEMENT.POIVRONS DOUX AVEC OIGNONS, AIL ET HERBES. CETTE VERSION MIJOTEE RAPIDE, PLUS GENEREUSE AVEC DU CHOU-FLEUR, SERT A LA FOIS D'ACCOMPAGNEMENT ET D'ACCOMPAGNEMENT.

- 2 steaks à trois pointes de 4 à 6 onces, coupés de ¾ à 1 pouce d'épaisseur
- ¾ cuillère à café de poivre noir
- 2 cuillères à soupe d'huile d'olive extra vierge
- 2 poivrons rouges et/ou jaunes, épépinés et tranchés
- 1 échalote, finement tranchée
- 1 cuillère à café d'épices méditerranéennes (voir recette)
- 2 tasses de petits bouquets de chou-fleur
- 2 cuillères à soupe de vinaigre balsamique
- 2 cuillères à café de thym frais, coupé en lanières

1. Séchez les steaks avec du papier absorbant. Saupoudrer les filets avec ¼ de cuillère à café de poivre noir. Faites chauffer 1 cuillère à soupe d'huile dans une grande poêle à feu moyen. Ajouter les filets dans la poêle; réduire le feu à moyen. Cuire les steaks de 6 à 9 minutes à feu moyen (145°F), en les retournant de temps en temps. (Si la viande brunit trop rapidement, réduire le

feu.) Retirer les filets de la poêle; couvrir de papier d'aluminium sans serrer pour garder au chaud.

2. Pour la pepperonata, ajouter la cuillère à soupe d'huile restante dans la poêle. Ajouter le poivron et les échalotes. Saupoudrer d'épices méditerranéennes. Cuire à feu moyen environ 5 minutes ou jusqu'à ce que les poivrons soient tendres, en remuant de temps en temps. Ajouter le chou-fleur, le vinaigre balsamique, le thym et la ½ cuillère à café de poivre noir restante. Couvrir et cuire de 10 à 15 minutes ou jusqu'à ce que le chou-fleur soit tendre, en remuant de temps en temps. Remettre les filets dans le plat de service. Verser le mélange de pepperoni sur les filets. Sers immédiatement.

STEAKS GRILLES AU POIVRE AVEC SAUCE AUX CHAMPIGNONS ET DIJON

DEVOIRS:15 minutes Cuisson : 20 minutes Utilisation : 4 portions

CE STEAK FRANÇAIS A LA SAUCE AUX CHAMPIGNONSIL PEUT ETRE SUR LA TABLE EN UN PEU PLUS DE 30 MINUTES, CE QUI EN FAIT UNE EXCELLENTE OPTION POUR UN REPAS DU SOIR RAPIDE.

BIFTECKS
- 3 cuillères à soupe d'huile d'olive extra vierge
- 1 livre de jeunes asperges, parées
- 4 steaks rôtis de 6 onces (épaule de bœuf désossée)*
- 2 cuillères à soupe de romarin frais coupé en lanières
- 1½ cuillères à café de poivre noir moulu

PLONGER
- 8 onces de champignons frais tranchés
- 2 gousses d'ail hachées
- ½ tasse de bouillon d'os de bœuf (voir recette)
- ¼ tasse de vin blanc sec
- 1 cuillère à soupe de moutarde de dijon (voir recette)

1. Faites chauffer 1 cuillère à soupe d'huile dans une grande poêle à feu moyen. Ajouter les asperges; cuire de 8 à 10 minutes ou jusqu'à ce qu'ils soient croustillants, en retournant les tiges de temps à autre pour éviter qu'elles ne brûlent. Transférer les asperges dans une

assiette; Couvrir de papier d'aluminium pour garder au chaud.

2. Saupoudrez les filets de romarin et de poivre; frotter avec les doigts. Dans la même poêle, chauffer les 2 cuillères à soupe d'huile restantes à feu moyen. Ajouter des filets ; réduire le feu à moyen. Cuire de 8 à 12 minutes à feu moyen (145°F), en retournant la viande de temps en temps. (Si la viande brunit trop vite, baisser la température.) Retirer la viande de la poêle en réservant le gras. Couvrir légèrement les filets de papier d'aluminium pour les garder au chaud.

3. Pour la sauce, ajouter les champignons et l'ail au gras de la poêle; cuire jusqu'à tendreté, en remuant de temps en temps. Ajouter le bouillon, le vin et la moutarde de Dijon. Cuire à feu moyen en grattant les morceaux dorés au fond de la casserole. Porter à ébullition; cuire 1 minute de plus.

4. Répartir les asperges dans quatre assiettes plates. Garnir de filets; verser la sauce sur les filets.

*Remarque : Si vous ne trouvez pas de steaks de 6 onces, achetez deux steaks de 8 à 12 onces et coupez-les en deux pour obtenir quatre steaks.

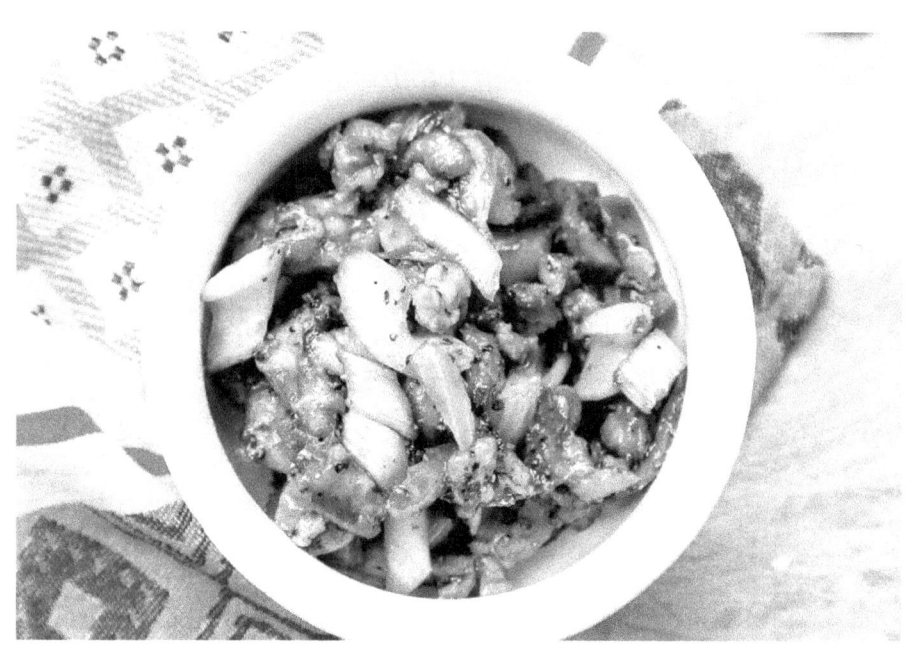

STEAKS GRILLES AVEC SALADE DE SALSA ET CHIPS D'OIGNONS CARAMELISES

DEVOIRS: 30 minutes Marinage : 2 heures Cuisson : 20 minutes Refroidissement : 20 minutes Grillage : 45 minutes Utilisation : 4 portions

LE STEAK GRILLE EST RELATIVEMENT NOUVEAU.COUPE DEVELOPPE IL Y A QUELQUES ANNEES SEULEMENT. COUPE DANS LA PARTIE SALEE PRES DE L'OMOPLATE, IL EST ETONNAMMENT TENDRE ET A UN GOUT BEAUCOUP PLUS CHER QU'IL NE L'EST, CE QUI EXPLIQUE PROBABLEMENT SA POPULARITE CROISSANTE.

BIFTECKS
- ⅓ tasse de jus de citron vert frais
- ¼ tasse d'huile d'olive extra vierge
- ¼ tasse de coriandre hachée grossièrement
- 5 gousses d'ail hachées
- 4 steaks rôtis de 6 onces (épaule de bœuf désossée)

VINAIGRETTE
- 1 concombre (anglais) sans pépins (pelé si désiré), coupé en dés
- 1 tasse de tomates raisins en quartiers
- ½ tasse d'oignon rouge haché
- ½ tasse de coriandre hachée grossièrement
- 1 piment poblano, débarrassé des graines et coupé en cubes (voir<u>biais</u>)
- 1 jalapeño, épépiné et haché (voir<u>biais</u>)
- 3 cuillères à soupe de jus de citron frais

2 cuillères à soupe d'huile d'olive extra vierge

OIGNONS CARAMELISES

2 cuillères à soupe d'huile d'olive extra vierge

2 gros oignons doux (type Maui, Vidalia, Texas Sweet ou Walla Walla)

½ cuillère à café de piment chipotle moulu

1. Pour les biftecks, placez les biftecks dans un sac en plastique refermable dans un plat peu profond; Mettre de côté. Dans un petit bol, mélanger le jus de citron, l'huile, la coriandre et l'ail; verser sur le filet dans le sac. Fermez le sac; transformer en un hit Laissez mariner au réfrigérateur pendant 2 heures.

2. Pour la salade, combiner les concombres, les tomates, l'oignon, la coriandre, le poblano et le jalapeño dans un grand bol. Mélanger pour combiner. Pour la vinaigrette, mélanger le jus de citron et l'huile d'olive dans un petit bol. Verser la vinaigrette sur les légumes; à jeter sur le manteau. Couvrir et réfrigérer jusqu'au moment de servir.

3. Pour les oignons, préchauffer le four à 400° F. Badigeonner l'intérieur du four d'un peu d'huile d'olive ; Mettre de côté. Coupez l'oignon en deux dans le sens de la longueur, retirez la peau, puis coupez-le en travers sur ¼ de pouce d'épaisseur. Au four, mélanger le reste d'huile d'olive, l'oignon et le piment chipotle. Couvrir et cuire 20 minutes. Découvrir et laisser refroidir environ 20 minutes.

4. Transférez l'oignon refroidi sur du papier d'aluminium ou enveloppez-le dans du papier d'aluminium deux fois

plus épais. Percez la partie supérieure du papier d'aluminium à plusieurs endroits avec un bâton.

5. Pour un gril au charbon de bois, placez les charbons autour du périmètre du gril à feu moyen-vif. Essayez-le à feu moyen au-dessus du centre du gril. Placez le paquet au milieu de l'étagère. Couvrir et griller environ 45 minutes ou jusqu'à ce que les oignons soient tendres et de couleur ambrée. (Pour le gril à gaz, préchauffer le gril. Réduire le feu à moyen. Régler pour la cuisson indirecte. Placer le paquet sur le brûleur éteint. Couvrir et cuire comme indiqué.)

6. Retirer les filets de la marinade ; jeter la marinade. Pour un gril au charbon de bois ou au gaz, placez les steaks directement sur le gril à feu moyen-vif. Couvrir et griller de 8 à 10 minutes ou jusqu'à ce qu'un thermomètre à lecture instantanée inséré horizontalement dans les steaks indique 135 °F, en tournant une fois. Transférez les filets dans une assiette, couvrez-les de papier d'aluminium et laissez-les reposer 10 minutes.

7. Pour servir, répartir la salsa dans quatre assiettes de service. Placer un filet sur chaque assiette et garnir d'une bonne quantité d'oignons caramélisés. Sers immédiatement.

Instructions de préparation : La salade de salsa peut être préparée et réfrigérée jusqu'à 4 heures avant de servir.

POISSON GRILLE AU "BEURRE" D'OIGNONS ET D'AIL.

DEVOIRS : 10 minutes de cuisson : 12 minutes de refroidissement : 30 minutes de grillage : 11 minutes de préparation : 4 portions

LA CHALEUR DES STEAKS FRAICHEMENT GRILLES FONDMONTICULES D'OIGNONS CARAMELISES, D'AIL ET D'HERBES SUSPENDUS DANS UN MELANGE RICHEMENT PARFUME D'HUILE DE NOIX DE COCO ET D'OLIVE.

- 2 cuillères à soupe d'huile de noix de coco non raffinée
- 1 petit oignon, coupé en deux et tranché très finement (environ ¾ tasse)
- 1 gousse d'ail, tranchée très finement
- 2 cuillères à soupe d'huile d'olive extra vierge
- 1 cuillère à soupe de persil frais coupé en lanières
- 2 cuillères à café de thym, romarin et/ou origan frais, hachés
- 4 steaks de bœuf de 8 à 10 onces, coupés à 1 pouce d'épaisseur
- ½ cuillère à café de poivre noir fraîchement moulu

1. Faire fondre l'huile de noix de coco dans une casserole moyenne à feu doux. Ajouter les oignons; cuire de 10 à 15 minutes ou jusqu'à ce qu'ils soient légèrement dorés, en remuant de temps à autre. Ajouter l'ail; cuire encore 2 à 3 minutes ou jusqu'à ce que les oignons soient dorés, en remuant de temps à autre.

2. Transférer le mélange d'oignons dans un bol plus petit. Ajouter l'huile d'olive, le persil et le thym. Réfrigérer, à découvert, pendant 30 minutes ou jusqu'à ce que le

mélange soit suffisamment ferme pour former un monticule une fois retiré, en remuant de temps en temps.

3. Pendant ce temps, saupoudrez les filets de poivre. Pour un gril au charbon de bois ou au gaz, placez les steaks directement sur le gril à feu moyen. Couvrir et faire griller de 11 à 15 minutes pour une cuisson mi-saignante (145 °F) ou de 14 à 18 minutes pour une cuisson mi-saignante (160 °F), en retournant une fois à mi-cuisson.

4. Pour servir, déposer chaque filet sur une assiette de service. Répartir immédiatement le mélange d'oignons uniformément sur les filets à l'aide d'une cuillère.

SALADE DE FAUX-FILET AUX BETTERAVES GRILLEES

DEVOIRS : 20 minutes de grillade : 55 minutes de repos : 5 minutes Utilisation : 4 portions

LE GOUT TERREUX DE LA BETTERAVE SE MARIE A MERVEILLEAVEC LA DOUCEUR DES ORANGES ET DES NOIX GRILLEES, AJOUTEZ DU CROQUANT A CETTE SALADE DE PLAT PRINCIPAL QUI EST PARFAITE POUR MANGER EN PLEIN AIR PAR UNE CHAUDE NUIT D'ETE.

- 1 livre de betteraves moyennes dorées et/ou rouges, lavées, parées et tranchées
- 1 petit oignon, coupé en fines rondelles
- 2 brins de thym frais
- 1 cuillère à soupe d'huile d'olive extra vierge
- poivre noir moulu
- 2 steaks de bœuf désossés de 8 onces, coupés à ¾ de pouce d'épaisseur
- 2 gousses d'ail, coupées en deux
- 2 cuillères à soupe d'assaisonnement méditerranéen (voir recette)
- 6 tasses de salade verte mélangée
- 2 oranges, pelées, tranchées et hachées grossièrement
- ½ tasse de noix hachées, grillées (voir biais)
- ½ tasse de vinaigrette brillante aux agrumes (voir recette)

1. Disposez les brins de betterave, l'oignon et le thym dans un plat en aluminium. Arroser d'huile et remuer pour combiner; saupoudrer légèrement de poivre noir moulu. Pour un gril à charbon ou à gaz, placez la casserole au centre du gril. Couvrir et griller de 55 à 60

minutes ou jusqu'à ce qu'ils soient tendres lorsqu'on les pique avec un couteau, en remuant de temps à autre.

2. Entre-temps, frotter les deux côtés du filet avec les côtés coupés de l'ail; saupoudrer d'épices méditerranéennes.

3. Déplacez les betteraves au centre de la grille pour faire de la place pour les steaks. Ajouter les steaks à cuire directement à feu moyen. Couvrir et faire griller de 11 à 15 minutes pour une cuisson mi-saignante (145 °F) ou de 14 à 18 minutes pour une cuisson mi-saignante (160 °F), en retournant une fois à mi-cuisson. Retirer le papier d'aluminium et les filets du gril. Laisser reposer les filets 5 minutes. Jetez les brins de thym du récipient en aluminium.

4. Trancher finement le steak en diagonale en morceaux de la taille d'une bouchée. Répartir les légumes dans quatre assiettes de service. Placer le steak tranché, les betteraves, les tranches d'oignon, les oranges hachées et les noix sur le dessus. Arroser d'une vinaigrette lumineuse aux agrumes.

COTES LEVEES COREENNES AU CHOU BRAISE AU GINGEMBRE

DEVOIRS:Faire bouillir pendant 50 minutes : Cuire pendant 25 minutes : Refroidir pendant 10 heures : Toute la nuit Portions : 4

ASSUREZ-VOUS QUE LE COUVERCLE DE VOTRE FOUR ESTIL S'ADAPTE TRES BIEN POUR QUE PENDANT UN TEMPS DE CUISSON TRES LONG, LE LIQUIDE DE CUISSON NE S'EVAPORE PAS A TRAVERS L'ESPACE ENTRE LE COUVERCLE ET LE RECIPIENT.

- 1 once de champignons shiitake séchés
- 1½ tasses de ciboulette tranchée
- 1 poire asiatique, pelée, évidée et hachée
- 1 morceau de 3 pouces de gingembre frais, pelé et émincé
- 1 piment serrano finement haché (sans pépins si désiré) (voir<u>biais</u>)
- 5 gousses d'ail
- 1 cuillère à soupe d'huile de noix de coco raffinée
- 5 livres de côtes de boeuf avec os
- poivre noir fraîchement moulu
- 4 tasses de bouillon d'os de bœuf (voir<u>recette</u>) ou soupe de bœuf sans sel ajouté
- 2 tasses de champignons shiitake frais tranchés
- 1 cuillère à soupe de zeste d'orange finement râpé
- ⅓ tasse de jus frais
- Chou gingembre braisé (voir<u>recette</u>, sous, ci-dessous)
- Zeste d'orange finement râpé (facultatif)

1. Préchauffer le four à 325 °F. Placer les champignons shiitake séchés dans un petit bol; ajouter suffisamment

d'eau bouillante pour couvrir. Laisser reposer environ 30 minutes ou jusqu'à ce qu'il soit réhydraté et lisse. Égoutter en réservant le liquide de trempage. Hacher finement les champignons. Placer les champignons dans un petit bol; couvrir et réfrigérer jusqu'à ce que vous en ayez besoin à l'étape 4. Réserver les champignons et le liquide.

2. Pour la sauce, mélanger les oignons verts, la poire asiatique, le gingembre, le serrano, l'ail et le liquide réservé pour faire tremper les champignons dans un multicuiseur. Couvrir et traiter jusqu'à consistance lisse. Mettre la sauce à côté.

3. Dans une casserole de 6 litres, faites chauffer l'huile de coco à feu moyen. Saupoudrer les côtes de poivre noir fraîchement moulu. Faire frire les côtes, par lots, dans l'huile de coco chaude pendant environ 10 minutes ou jusqu'à ce qu'elles soient bien dorées de tous les côtés, en les retournant à mi-cuisson. Remettre toutes les côtes dans la casserole ; ajouter la sauce et le bouillon de boeuf. Couvrez le four avec un couvercle hermétique. Rôtir pendant environ 10 heures ou jusqu'à ce que la viande soit tendre et se détache de l'os.

4. Retirez délicatement les côtes de la sauce. Placer les côtes levées et la sauce dans des bols séparés. Couvrir et réfrigérer toute la nuit. Une fois refroidi, écumez la graisse de la surface de la sauce et jetez-la. Porter la sauce à ébullition à feu vif; ajouter les champignons hydratés de l'étape 1 et les champignons frais. Laisser mijoter doucement pendant 10 minutes pour réduire la

sauce et intensifier les saveurs. Remettre les côtes levées dans la sauce; laisser mijoter jusqu'à ce que le tout soit bien chaud. Ajouter 1 cuillère à soupe de zeste d'orange et de jus d'orange. Servir avec du chou au gingembre braisé. Si désiré, saupoudrer en plus de zeste d'orange.

Chou braisé au gingembre : Faites chauffer 1 cuillère à soupe d'huile de noix de coco raffinée dans une grande poêle à feu moyen-vif. Ajouter 2 cuillères à soupe de gingembre frais moulu; 2 gousses d'ail hachées; et poivre rouge moulu au goût. Cuire et remuer jusqu'à ce qu'il soit parfumé, environ 30 secondes. Ajouter 6 tasses de napa, de chou frisé ou de chou vert haché et 1 poire asiatique, pelée, évidée et tranchée finement. Cuire et remuer pendant 3 minutes ou jusqu'à ce que le chou soit légèrement flétri et que la poire soit tendre. Ajouter ½ tasse de jus de pomme non sucré. Couvrir et cuire environ 2 minutes jusqu'à ce que le chou soit tendre. Ajouter ½ tasse d'oignons verts tranchés et 1 cuillère à soupe de graines de sésame.

SHORT RIBS DE BŒUF A LA GREMOLATA AGRUMES ET FENOUIL

DEVOIRS:40 minutes de grillade : 8 minutes de cuisson lente : 9 heures (basse) ou 4h30 (élevée) Utilisations : 4 portions

GREMOLATA EST UN DELICIEUX MELANGEDU PERSIL, DE L'AIL ET DU ZESTE DE CITRON SAUPOUDRES SUR UN OSSO BUCCO, UN PLAT ITALIEN CLASSIQUE DE CUISSE DE VEAU BRAISEE, POUR SOULIGNER SA RICHE SAVEUR DE BEURRE. AVEC L'AJOUT DE ZESTE D'ORANGE ET DE FEUILLES DE FENOUIL PLUMES FRAICHES, IL FAIT DE MEME AVEC CES TENDRES COTES DE BŒUF.

COTES

- 2½ à 3 livres de bouts de côtes de boeuf avec os
- 3 cuillères à soupe d'épices au citron (voir recette)
- 1 bulbe de fenouil moyen
- 1 gros oignon, coupé en grosses tranches
- 2 tasses de bouillon d'os de bœuf (voir recette) ou soupe de bœuf sans sel ajouté
- 2 gousses d'ail, coupées en deux

CITROUILLE CUITE

- 3 cuillères à soupe d'huile d'olive extra vierge
- 1 livre de courge musquée, pelée, épépinée et coupée en morceaux de ½ pouce (environ 2 tasses)
- 4 cuillères à café de thym frais, coupé en lanières
- Huile d'olive vierge extra

GREMOLATA
- ¼ tasse de persil frais haché
- 2 cuillères à soupe d'ail haché
- 1½ cuillères à café de zeste de citron finement râpé
- 1½ cuillères à café de zeste d'orange finement râpé

1. Saupoudrer les côtes d'assaisonnement au citron; frottez doucement la viande avec vos doigts; Mettre de côté. Retirer les feuilles du fenouil; réserve aux agrumes et au fenouil Gremolata. Couper et trancher le bulbe de fenouil.

2. Pour un gril au charbon de bois, placez les charbons à feu moyen sur un côté du gril. Essayez une chaleur moyenne sur le côté du gril sans charbon de bois. Placez les côtes sur le côté sans charbon de la grille du gril ; placez les quartiers de fenouil et les tranches d'oignon sur la grille directement sur les braises. Couvrir et griller de 8 à 10 minutes ou jusqu'à ce que les légumes et les côtes soient dorés, en les retournant une fois à mi-cuisson. (Pour le gril à gaz, préchauffez le gril, réduisez le feu à moyen. Réglez pour la cuisson indirecte. Placez les côtes sur le gril sur le brûleur éteint; placez le fenouil et les oignons sur le gril sur le brûleur. Couvrez et grillez comme indiqué.) Lorsqu'il est suffisamment froid pour pouvoir le manipuler ,

3. Dans une mijoteuse de 5 à 6 pintes, mélanger le fenouil et l'oignon hachés, le bouillon d'os de bœuf et l'ail. Ajouter les côtes. Couvrir et cuire à feu doux pendant 9 à 10 heures ou 4h30 à 5 heures à feu vif. Transférer les côtes dans une assiette avec une écumoire; Couvrir de papier d'aluminium pour garder au chaud.

4. Pendant ce temps, pour la courge, chauffer 3 cuillères à soupe d'huile dans une grande poêle à feu moyen. Ajouter la citrouille et 3 cuillères à café de thym, en remuant pour bien enrober la citrouille. Disposer les courgettes en une seule couche dans la poêle et cuire sans remuer pendant environ 3 minutes ou jusqu'à ce que le dessous soit doré. Retourner les morceaux de courge; cuire environ 3 minutes de plus ou jusqu'à ce que les autres côtés soient dorés. Réduire le feu à doux; couvrir et cuire de 10 à 15 minutes ou jusqu'à tendreté. Saupoudrer de la cuillère à thé restante de thym frais; arroser d'huile d'olive extra extra vierge.

5. Pour la gremolata, hacher finement assez de feuilles de fenouil réservées pour faire ¼ tasse. Dans un petit bol, mélanger les feuilles de fenouil hachées, le persil, l'ail, le zeste de citron et le zeste d'orange.

6. Saupoudrer la gremolata sur les côtes. Servir avec du potiron.

PATES A LA VIANDE A LA SUEDOISE AVEC SALADE DE CONCOMBRE ET MOUTARDE

DEVOIRS:30 minutes Cuisson : 15 minutes Utilisation : 4 portions

LE BOEUF A LA LINDSTROM EST UN HAMBURGER SUEDOISTRADITIONNELLEMENT PARSEME D'OIGNONS, DE CAPRES ET DE BETTERAVES MARINEES, SERVI AVEC SAUCE ET SANS PAIN. CETTE VERSION INFUSEE AU PIMENT TROQUE LES BETTERAVES ROTIES CONTRE DES BETTERAVES MARINEES CHARGEES DE SEL ET DE CAPRES, ET EST SURMONTEE D'UN ŒUF AU PLAT.

SALADE DE CONCOMBRE
- 2 cuillères à café de jus d'orange frais
- 2 cuillères à café de vinaigre de vin blanc
- 1 cuillère à café de moutarde de Dijon (voir recette)
- 1 cuillère à soupe d'huile d'olive extra vierge
- 1 gros concombre (anglais) sans pépins, pelé et tranché
- 2 cuillères à soupe de ciboulette ciselée
- 1 cuillère à soupe d'aneth frais haché

EMPANADAS A LA VIANDE
- 1 livre de boeuf haché
- ¼ tasse d'oignon finement haché
- 1 cuillère à soupe de moutarde de dijon (voir recette)
- ¾ cuillère à café de poivre noir
- ½ cuillère à café de piment de la Jamaïque moulu
- ½ petite betterave, rôtie, pelée et hachée finement*

2 cuillères à soupe d'huile d'olive extra vierge

½ tasse de bouillon d'os de bœuf (voir<u>recette</u>) ou soupe de bœuf sans sel ajouté

4 gros œufs

1 cuillère à soupe de ciboulette finement hachée

1. Pour la salade de concombre, mélanger le jus d'orange, le vinaigre et la moutarde de Dijon dans un grand bol. Ajouter lentement l'huile d'olive en un mince filet, en remuant jusqu'à ce que la vinaigrette épaississe un peu. Ajouter le concombre, la ciboule et l'aneth; mélanger jusqu'à consistance homogène. Couvrir et réfrigérer jusqu'au moment de servir.

2. Pour les galettes de bœuf, combiner le bœuf haché, l'oignon, la moutarde de Dijon, le poivre et le piment de la Jamaïque dans un grand bol. Ajouter les betteraves rôties et mélanger doucement jusqu'à ce qu'elles soient uniformément combinées avec la viande. Façonner le mélange en quatre galettes de ½ pouce d'épaisseur.

3. Dans une grande poêle, chauffer 1 cuillère à soupe d'huile d'olive à feu moyen. Faites frire les hamburgers environ 8 minutes ou jusqu'à ce qu'ils soient dorés à l'extérieur et cuits (160°), en les retournant une fois. Transférer les hamburgers dans une assiette et couvrir de papier d'aluminium sans serrer pour les garder au chaud. Ajouter le bouillon d'os de bœuf en remuant pour racler les morceaux dorés du fond de la casserole. Cuire environ 4 minutes ou jusqu'à réduction de moitié. Versez le jus réduit de la poêle sur les galettes et recouvrez-les à nouveau.

4. Rincez et essuyez la casserole avec une serviette en papier. Faites chauffer la cuillère à soupe d'huile d'olive restante à feu moyen. Faire frire les œufs dans l'huile chaude pendant 3 à 4 minutes ou jusqu'à ce que les blancs soient pris et que les jaunes soient tendres et coulants.

5. Mettez un œuf dans chaque galette de viande. Parsemez de ciboulette et servez avec une salade de concombre.

*Astuce : Pour rôtir les betteraves, frottez-les bien et placez-les sur un morceau de papier d'aluminium. Arroser d'un peu d'huile d'olive. Envelopper de papier d'aluminium et fermer hermétiquement. Cuire au four à 375 °F environ 30 minutes ou jusqu'à ce qu'une fourchette transperce facilement les betteraves. Laissez refroidir; glisser de la peau. (Les betteraves peuvent être cuites jusqu'à 3 jours à l'avance. Enveloppez bien les betteraves cuites pelées et conservez-les au réfrigérateur.)

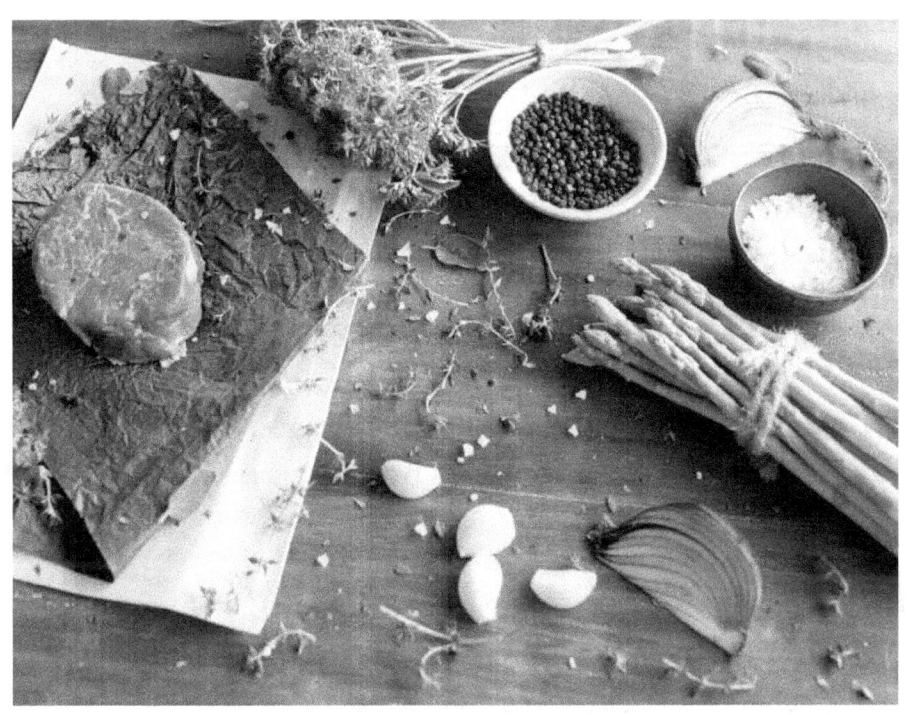

GALETTE DE BŒUF GRILLEE SUR ROQUETTE AVEC LEGUMES-RACINES ROTIS

DEVOIRS:Cuisson 40 minutes : 35 minutes Cuisson : 20 minutes Utilisation : 4 portions

IL Y A BEAUCOUP DE SUJETSCES BURGERS COPIEUX PRENNENT UN PEU DE TEMPS A PREPARER, MAIS L'INCROYABLE COMBINAISON DE SAVEURS EN VAUT LA PEINE : LA GALETTE DE BŒUF EST GARNIE D'OIGNONS CARAMELISES ET DE SAUCE AUX CHAMPIGNONS ET SERVIE AVEC DES LEGUMES DOUX ROTIS ET DE LA ROQUETTE.

- 5 cuillères à soupe d'huile d'olive extra vierge
- 2 tasses de champignons frais tranchés, cremini et/ou shiitake
- 3 têtes d'oignon jaune, tranché finement*
- 2 cuillères à café de graines de cumin
- 3 carottes, pelées et coupées en morceaux de 1 pouce
- 2 panais, pelés et coupés en morceaux de 1 pouce
- 1 courge poivrée, coupée en deux, épépinée et tranchée
- poivre noir fraîchement moulu
- 2 kilogrammes de boeuf haché
- ½ tasse d'oignon finement haché
- 1 cuillère à soupe de mélange d'assaisonnement tout usage sans sel
- 2 tasses de bouillon d'os de bœuf (voir_recette_) ou soupe de bœuf sans sel ajouté
- ¼ tasse de jus de pomme non sucré
- 1 à 2 cuillères à soupe de vinaigre de vin blanc ou de xérès sec

1 cuillère à soupe de moutarde de dijon (voir<u>recette</u>)
1 cuillère à soupe de feuilles de thym frais hachées
1 cuillère à soupe de persil frais coupé en lanières
8 tasses de feuilles de roquette

1. Préchauffer le four à 425 °F. Pour la sauce, chauffer 1 cuillère à soupe d'huile d'olive dans une grande poêle à feu moyen-vif. Ajouter les champignons; cuire et remuer environ 8 minutes ou jusqu'à ce qu'ils soient bien dorés et tendres. Transférer les champignons dans une assiette avec une écumoire. Remettre la casserole sur le feu; réduire le feu à moyen. Ajouter la cuillère à soupe d'huile d'olive restante, l'oignon émincé et les graines de cumin. Couvrir et cuire de 20 à 25 minutes ou jusqu'à ce que les oignons soient tendres et dorés, en remuant de temps à autre. (Ajustez la chaleur au besoin pour empêcher les oignons de brûler.)

2. Pendant ce temps, pour les tubercules cuits, placez les carottes, les panais et la citrouille sur une grande plaque à pâtisserie. Arroser de 2 cuillères à soupe d'huile d'olive et saupoudrer de poivre au goût; remuer pour enrober les légumes. Cuire au four de 20 à 25 minutes ou jusqu'à ce qu'ils soient tendres et commencent à dorer, en retournant une fois à mi-cuisson. Réserver les légumes au chaud jusqu'au moment de servir.

3. Pour les hamburgers, combiner le bœuf haché, l'oignon finement haché et le mélange d'épices dans un grand bol. Diviser le mélange de viande en quatre portions égales et façonner des galettes d'environ ¾ de pouce d'épaisseur. Dans une très grande poêle, chauffer la

cuillère à soupe d'huile d'olive restante à feu moyen. Ajouter les hamburgers à la poêle; cuire environ 8 minutes ou jusqu'à ce qu'ils soient carbonisés des deux côtés, en les retournant une fois. Transférer les hamburgers dans une assiette.

4. Ajouter les oignons caramélisés, les champignons confits, le bouillon d'os de boeuf, le jus de pomme, le xérès et la moutarde à la Dijonnaise dans la poêle, en remuant pour combiner. Remettre les hamburgers dans la poêle. Porter à ébullition. Cuire jusqu'à ce que les burgers soient bien cuits (160 °F), environ 7 à 8 minutes. Ajouter du thym frais, du persil et du poivre au goût.

5. Pour servir, placez 2 tasses de roquette sur chacune des quatre assiettes de service. Répartir les légumes rôtis dans les salades, puis garnir les burgers. Déposer généreusement le mélange d'oignons sur les galettes.

*Astuce : Une trancheuse à mandoline est d'une grande aide pour trancher finement les oignons.

BURGERS DE BŒUF GRILLE AUX TOMATES EN CROUTE DE SESAME

DEVOIRS:30 minutes repos : 20 minutes gril : 10 minutes Utilisation : 4 portions

TRANCHES DE TOMATES CROUSTILLANTES ET DOREES EN CROUTE DE SESAMEREMPLACEZ LE PAIN TRADITIONNEL PAR DES GRAINES DE SESAME DANS CES BURGERS FUMES. SERVEZ-LES AVEC UN COUTEAU ET UNE FOURCHETTE.

- 4 tranches de tomates rouges ou vertes de ½ po d'épaisseur*
- 1¼ livres de bœuf haché maigre
- 1 cuillère à soupe d'épices fumées (voir<u>recette</u>)
- 1 œuf large
- ¾ tasse de farine d'amande
- ¼ tasse de graines de sésame
- ¼ cuillère à café de poivre noir
- Coupez 1 petit oignon rouge en deux et coupez-le en rondelles
- 1 cuillère à soupe d'huile d'olive extra vierge
- ¼ tasse d'huile de noix de coco raffinée
- 1 petite tête de laitue Bibb
- Ketchup paléo (voir<u>recette</u>)
- moutarde de Dijon (voir<u>recette</u>)

1. Placez les tranches de tomates sur une double couche de papier absorbant. Couvrir les tomates avec une autre double couche de serviettes en papier. Appuyez légèrement sur les serviettes en papier pour coller aux

tomates. Laisser à température ambiante pendant 20 à 30 minutes pour absorber une partie du jus de tomate.

2. Entre-temps, dans un grand bol, mélanger le boeuf haché et les épices fumées. Façonner en quatre galettes de ½ pouce d'épaisseur.

3. Dans un bol peu profond, battre légèrement l'œuf à la fourchette. Dans un autre bol peu profond, mélanger la farine d'amande, les graines de sésame et le poivre. Tremper chaque tranche de tomate dans l'œuf, en tournant pour bien enrober. Laisser égoutter l'excédent d'oeuf. Tremper chaque tranche de tomate dans le mélange de farine d'amande, en tournant pour bien enrober. Placer la purée de tomates sur une assiette plate; Mettre de côté. Verser l'huile d'olive sur les tranches d'oignon; placer les tranches d'oignon dans le panier de cuisson.

4. Pour un gril au charbon de bois ou au gaz, placez les oignons dans le panier et les boulettes de viande sur le gril à feu moyen. Couvrir et faire griller 10 à 12 minutes, ou les oignons seront dorés et légèrement dorés, et les hamburgers sont cuits (160°), remuer les oignons de temps en temps et retourner les hamburgers une fois.

5. Entre-temps, dans une grande poêle, chauffer l'huile à feu moyen. Ajouter les tranches de tomates; cuire de 8 à 10 minutes ou jusqu'à ce qu'ils soient dorés, en les retournant une fois. (Si les tomates dorent trop rapidement, réduire le feu à moyen-doux. Ajouter plus d'huile si nécessaire.) Égoutter sur une assiette recouverte de papier absorbant.

6. Pour servir, répartir la salade verte dans quatre assiettes de service. Garnir de galettes, d'oignons, de sauce tomate paléo, de moutarde de Dijon et de tomates en croûte de sésame.

*Remarque : Vous aurez probablement besoin de 2 grosses tomates. Si vous utilisez des tomates rouges, choisissez des tomates mûres mais encore un peu fermes.

BURGERS SUR BATON SAUCE BABA GHANOUSH

PLONGER :15 minutes préparation : 20 minutes cuisson : 35 minutes Utilisation : 4 portions

BABA GHANOUSH EST UNE EXTENSION DU MOYEN-ORIENT D'AUBERGINES FUMEES GRILLEES EN PUREE A L'HUILE D'OLIVE, CITRON, AIL ET TAHINI, PATE DE GRAINES DE SESAME MOULUES. UNE PINCEE DE GRAINES DE SESAME EST BONNE, MAIS LORSQU'ELLES SONT TRANSFORMEES EN HUILE OU EN PATE, ELLES DEVIENNENT UNE SOURCE CONCENTREE D'ACIDE LINOLEIQUE, QUI PEUT CONTRIBUER A L'INFLAMMATION. LE BEURRE DE PIGNONS DE PIN UTILISE ICI EST UN BON SUBSTITUT.

- 4 tomates séchées
- 1½ livre de boeuf haché maigre
- 3 à 4 cuillères à soupe d'oignon finement haché
- 1 cuillère à soupe d'origan frais finement haché et/ou de menthe fraîche finement hachée ou ½ cuillère à café d'origan séché, broyé
- ¼ cuillère à café de poivre de Cayenne
- Trempette Baba Ghanoush (voir recette, sous, ci-dessous)

1. Faire tremper huit brochettes en bois de 10 pouces dans l'eau pendant 30 minutes. Entre-temps, verser de l'eau bouillante sur les tomates dans un petit bol; laisser reposer 5 minutes pour se réhydrater. Égouttez les tomates et séchez-les avec du papier absorbant.

2. Dans un grand bol, mélanger les tomates hachées, le boeuf haché, l'oignon, l'origan et le poivre de Cayenne. Diviser le mélange de viande en huit portions; rouler

chaque partie en boule. Retirez les brochettes de l'eau ; Je sais que. Enfilez la balle sur la brochette et formez un long ovale autour de la brochette, en commençant juste en dessous du bout pointu et en laissant suffisamment de place à l'autre extrémité pour tenir la baguette. Répéter avec les autres brochettes et boules.

3. Pour un gril à charbon ou à gaz, placez les brochettes de viande sur le gril directement à feu moyen. Couvrir et griller environ 6 minutes ou jusqu'à ce qu'il soit cuit (160 °F), en retournant une fois à mi-cuisson. Servir avec la trempette Baba Ghanoush.

Trempette Baba Ghanoush : Piquer 2 aubergines moyennes à plusieurs endroits avec une fourchette. Pour un gril à charbon ou à gaz, placez les aubergines sur la grille du gril directement à feu moyen. Couvrir et faire griller pendant 10 minutes ou jusqu'à ce qu'ils soient carbonisés de tous les côtés, en les retournant plusieurs fois pendant la cuisson. Sortez les aubergines et emballez-les soigneusement dans du papier aluminium. Remettez les aubergines emballées sur le gril, mais pas directement sur les braises. Couvrir et griller pendant 25 à 35 minutes supplémentaires ou jusqu'à ce qu'ils soient émiettés et tendres. Cool. Couper les aubergines en deux et gratter la pulpe ; placer la viande dans un robot culinaire. Ajouter ¼ tasse de beurre de pignons de pin (voir<u>recette</u>) ; ¼ tasse de jus de citron frais ; 2 gousses d'ail hachées ; 1 cuillère à soupe d'huile d'olive extra vierge ; 2 à 3 cuillères à soupe de persil frais coupé en lamelles ; et ½ cuillère à café de cumin moulu. Couvrir et traiter jusqu'à ce qu'il soit presque lisse. Si la sauce est trop épaisse pour être trempée, ajouter suffisamment d'eau pour obtenir l'épaisseur désirée.

POIVRONS FARCIS FUMES

DEVOIRS:Cuisson 20 minutes : Cuisson 8 minutes : 30 minutes
Utilisation : 4 portions

FAITES-EN UN FAVORI DE LA FAMILLEAVEC UN MELANGE DE POIVRONS COLORES POUR UN PLAT ATTRAYANT. LES TOMATES ROTIES SONT UN BON EXEMPLE D'AJOUT DE SAVEUR AUX ALIMENTS D'UNE MANIERE SAINE. IL SUFFIT DE CARBONISER LEGEREMENT LES TOMATES AVANT LA MISE EN CONSERVE (SANS SEL) POUR AMELIORER LEUR SAVEUR.

- 4 gros poivrons verts, rouges, jaunes et/ou orange
- 1 livre de boeuf haché
- 1 cuillère à soupe d'épices fumées (voir<u>recette</u>)
- 1 cuillère à soupe d'huile d'olive extra vierge
- 1 petite tête d'oignon jaune, haché
- 3 gousses d'ail hachées
- 1 petite tête de chou-fleur, sans pépins et coupée en bouquets
- 1 boîte de 15 onces de tomates rôties au feu hachées sans sel ajouté, égouttées
- ¼ tasse de persil frais finement haché
- ½ cuillère à café de poivre noir
- ⅛ cuillère à café de poivre de Cayenne
- ½ tasse de garniture de crumble aux noix (voir<u>recette</u>, sous, ci-dessous)

1. Préchauffer le four à 375 °F. Couper les poivrons verticalement en deux. Retirer les tiges, les graines et les membranes ; jeter. Laissez les moitiés de poivron de côté.

2. Placer le boeuf haché dans un bol moyen; saupoudrer d'épices fumées. Mélangez délicatement les épices à la viande avec vos mains.

3. Dans une grande poêle, chauffer l'huile d'olive à feu moyen. Ajouter la viande, l'oignon et l'ail; cuire jusqu'à ce que la viande soit dorée et que l'oignon soit tendre, en remuant avec une cuillère en bois pour défaire la viande. Retirez la casserole du feu.

4. Passer les bouquets de chou-fleur au robot culinaire jusqu'à ce qu'ils soient finement hachés. (Si vous n'avez pas de robot culinaire, râpez le chou-fleur.) Mesurez 3 tasses de chou-fleur. Ajouter au mélange de boeuf haché dans la poêle. (Si vous avez des restes de chou-fleur, conservez-le pour un autre usage.) Ajoutez les tomates égouttées, le persil, le poivre noir et le poivre de Cayenne.

5. Farcir les demi-poivrons avec le mélange de boeuf haché, farcir légèrement et farcir légèrement. Disposez les demi-poivrons farcis dans un plat allant au four. Cuire au four de 30 à 35 minutes ou jusqu'à ce que les poivrons soient croustillants. * Garnir de crumble aux noix. Si désiré, remettre au four pendant 5 minutes pour qu'il soit croustillant avant de servir.

Garniture de chapelure de noix : Chauffer 1 cuillère à soupe d'huile d'olive extra vierge dans une poêle moyenne à feu moyen-doux. Ajouter 1 cuillère à café de thym séché, 1 cuillère à café de paprika fumé et ¼ de cuillère à café de poudre d'ail. Ajouter 1 tasse de noix finement hachées. cuire et remuer environ 5 minutes ou jusqu'à ce que les noix soient dorées et légèrement grillées. Ajouter une pincée ou deux de poivre de Cayenne. Laissez refroidir complètement. Conservez les restes de vinaigrette dans un récipient hermétiquement fermé au réfrigérateur jusqu'à utilisation. Donne 1 tasse.

*Remarque : Si vous utilisez du poivron vert, faites cuire pendant 10 minutes supplémentaires.

BURGERS DE BISON AUX OIGNONS CABERNET ET ROQUETTE

DEVOIRS:Cuisson 30 minutes : 18 minutes Grill : 10 minutes Utilisations : 4 portions

LE BISON A UNE TRES FAIBLE TENEUR EN MATIERES GRASSESET CUIRA DE 30 A 50 % PLUS RAPIDEMENT QUE LE BŒUF. LA VIANDE CONSERVE SA COULEUR ROUGE APRES LA TORREFACTION, DONC LA COULEUR N'EST PAS UNE INDICATION QU'ELLE EST PRETE. PARCE QUE LE BISON EST SI MAIGRE, NE LE FAITES PAS CUIRE AU-DESSUS D'UNE TEMPERATURE INTERNE DE 155°F.

- 2 cuillères à soupe d'huile d'olive extra vierge
- 2 gros oignons, tranchés finement
- ¾ tasse de cabernet sauvignon ou autre vin rouge sec
- 1 cuillère à café d'épices méditerranéennes (voir recette)
- ¼ tasse d'huile d'olive extra vierge
- ¼ tasse de vinaigre balsamique
- 1 cuillère à soupe d'échalotes finement hachées
- 1 cuillère à soupe de basilic frais haché
- 1 petite gousse d'ail, hachée
- 1 livre de bison haché
- ¼ tasse de pesto au basilic (voir recette)
- 5 tasses de roquette
- Pistaches crues non salées, grillées (voir biais)

1. Faites chauffer 2 cuillères à soupe d'huile dans une grande poêle à feu moyen-doux. Ajouter l'oignon. cuire, couvert, de 10 à 15 minutes ou jusqu'à ce que l'oignon soit tendre, en remuant de temps à autre. Découvrir;

cuire et remuer à feu moyen-élevé pendant 3 à 5 minutes ou jusqu'à ce que les oignons soient dorés. Ajouter le vin; cuire environ 5 minutes ou jusqu'à ce que la majeure partie du vin se soit évaporée. Saupoudrer d'assaisonnement méditerranéen; garder au chaud.

2. Pendant ce temps, pour la vinaigrette, mélanger ¼ tasse d'huile d'olive, le vinaigre, les échalotes, le basilic et l'ail dans un bocal à vis. Couvrir et bien agiter.

3. Dans un grand bol, mélanger délicatement le bison haché et le pesto de basilic. Façonner délicatement le mélange de viande en quatre galettes de ¾ de pouce d'épaisseur.

4. Pour un gril au charbon de bois ou au gaz, placez les galettes sur une grille légèrement huilée directement à feu moyen. Couvrir et faire griller environ 10 minutes jusqu'à la cuisson désirée (145 °F pour une cuisson mi-saignante ou 155 °F pour une cuisson mi-saignante), en retournant une fois à mi-cuisson.

5. Placer la roquette dans un grand bol. Verser la vinaigrette sur la roquette; à jeter sur le manteau. Pour servir, répartir les oignons dans quatre assiettes de service; déposer un scone au bison sur chacun. Garnir les hamburgers de roquette et saupoudrer de pistaches.

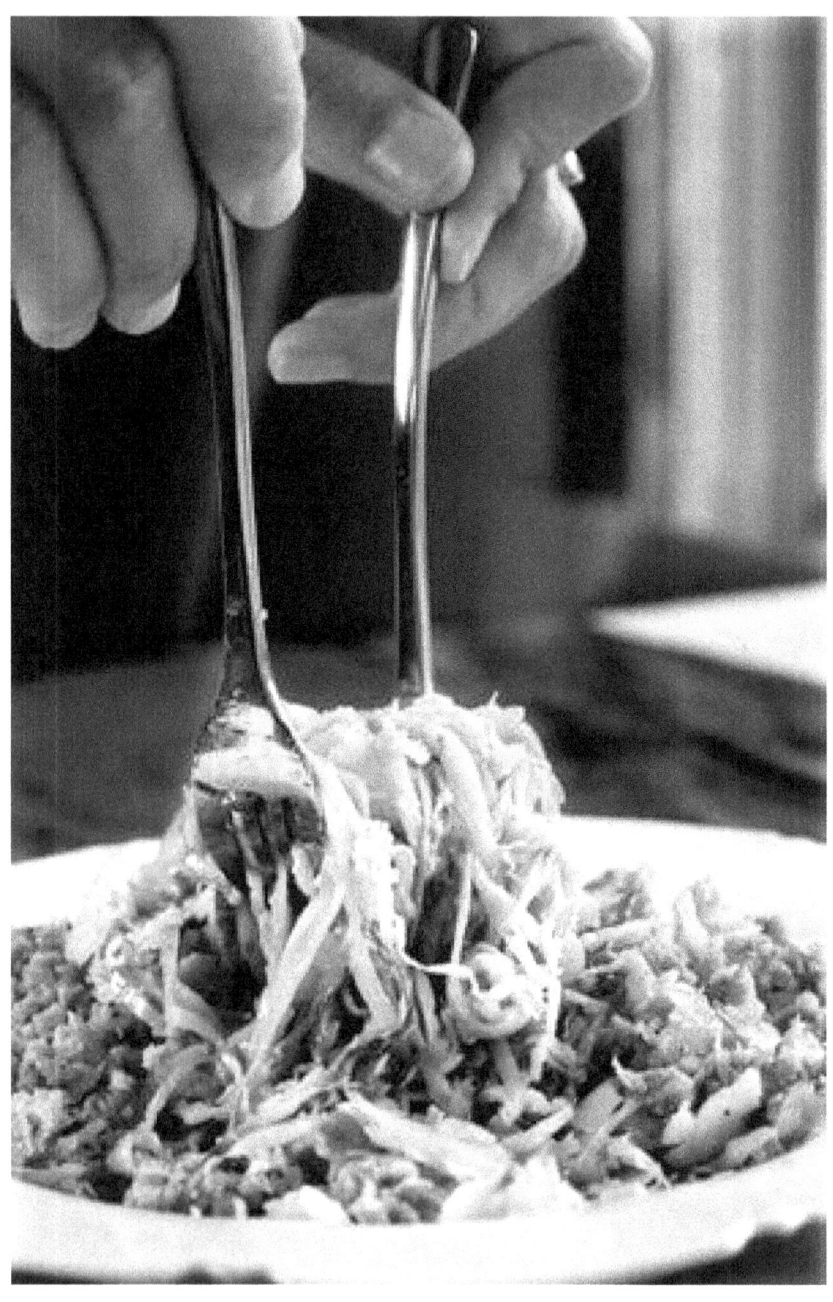

PAIN DE BISON ET D'AGNEAU SUR BLETTES ET PATATES DOUCES

DEVOIRS:1 heure de cuisson : 20 minutes de cuisson : 1 heure de repos : 10 minutes Utilisation : 4 portions

C'EST DE LA NOURRITURE RECONFORTANTE A L'ANCIENNEAVEC UNE TOUCHE MODERNE. LA SAUCE AU VIN ROUGE DONNE AU PAIN DE VIANDE UNE TOUCHE DE SAVEUR, ET LA PUREE DE BLETTES A L'AIL ET DE PATATES DOUCES A LA CREME DE NOIX DE CAJOU ET A L'HUILE DE NOIX DE COCO ONT UNE VALEUR NUTRITIVE INCROYABLE.

    2 cuillères à soupe d'huile d'olive
    1 tasse de champignons cremini finement hachés
    ½ tasse d'oignon rouge finement haché (1 moyen)
    ½ tasse de céleri finement haché (1 tige)
    ⅓ tasse de carottes finement hachées (1 petite)
    ½ petite pomme, pelée et coupée en morceaux
    2 gousses d'ail hachées
    ½ cuillère à café d'épices méditerranéennes (voir_recette_)
    1 gros oeuf, légèrement battu
    1 cuillère à soupe de sauge fraîche coupée en lanières
    1 cuillère à soupe de thym frais, coupé en lanières
    8 onces de bison haché
    8 onces d'agneau ou de boeuf haché
    ¾ tasse de vin rouge sec
    1 échalote moyenne, hachée finement
    ¾ tasse de bouillon d'os de boeuf (voir_recette_) ou soupe de bœuf sans sel ajouté

purée de patates douces (voir recette, sous, ci-dessous)
Bette à carde à l'ail (voir recette, sous, ci-dessous)

1. Préchauffer le four à 350 °F. Chauffer l'huile dans une grande poêle à feu moyen-vif. Ajouter les champignons, les oignons, le céleri et les carottes; cuire et remuer environ 5 minutes ou jusqu'à ce que les légumes soient tendres. Réduire le feu à doux; ajouter la pomme râpée et l'ail. Cuire, couvert, environ 5 minutes ou jusqu'à ce que les légumes soient tendres. Retirer du feu; ajouter des épices méditerranéennes.

2. À l'aide d'une écumoire, transférer le mélange de champignons dans un grand bol, en laissant le gras dans la poêle. Ajouter l'œuf, la sauge et le thym. Ajouter le bison haché et l'agneau haché; mélanger délicatement. Placer le mélange de viande dans un plat de cuisson rectangulaire de 2 pintes; forme un rectangle de 7 × 4 pouces. Cuire au four environ 1 heure ou jusqu'à ce qu'un thermomètre à lecture instantanée indique 155 °F. Laisser reposer 10 minutes. Retirez délicatement le pain de viande et placez-le sur une assiette de service. Couvrir et garder au chaud.

3. Pour la sauce pan, grattez la graisse et les morceaux croustillants du plat de cuisson dans la graisse restante dans la poêle. Ajouter le vin et les échalotes. Porter à ébullition à feu moyen; cuire jusqu'à réduction de moitié. Ajouter le bouillon d'os de boeuf; cuire et remuer jusqu'à réduction de moitié. Retirez la casserole du feu.

4. Pour servir, répartir la purée de patates douces dans quatre assiettes de service; mettre un peu de blettes à l'ail sur le dessus. Une tranche de pain de viande; Disposer les tranches sur les blettes avec l'ail et arroser de sauce.

Purée de patates douces : Épluchez et hachez grossièrement 4 patates douces moyennes. Dans une grande casserole, cuire les pommes de terre dans suffisamment d'eau bouillante pour couvrir pendant 15 minutes ou jusqu'à ce qu'elles soient tendres; pour l'évacuation. Écraser avec un pilon à pommes de terre. Ajouter ½ tasse de crème de cajou (voir<u>recette</u>) et 2 cuillères à soupe d'huile de noix de coco non raffinée ; écraser jusqu'à consistance lisse. Rester au chaud.

Bette à carde à l'ail : Enlevez les tiges de 2 bottes de bette à carde et jetez-les. Couper les feuilles en gros morceaux. Faites chauffer 2 cuillères à soupe d'huile d'olive dans une grande poêle à feu moyen. Ajouter la bette à carde et 2 gousses d'ail hachées; cuire jusqu'à ce que la bette à carde soit tendre, en remuant de temps en temps avec des pinces.

BOULETTES DE BISON SAUCE POMMES ET GROSEILLES AUX COURGETTES PAPPARDELLE

DEVOIRS:Cuire au four pendant 25 minutes : Faire bouillir pendant 15 minutes : 18 minutes Utilisations : 4 portions

LES BOULETTES DE VIANDE SERONT TRES HUMIDESAU FUR ET A MESURE QUE VOUS LES FORMEZ. POUR EVITER QUE LE MELANGE DE VIANDE NE COLLE A VOS MAINS, GARDEZ UN BOL D'EAU FROIDE A PORTEE DE MAIN ET MOUILLEZ-VOUS LES MAINS DE TEMPS EN TEMPS PENDANT QUE VOUS TRAVAILLEZ. CHANGEZ L'EAU PLUSIEURS FOIS PENDANT LA PREPARATION DES BOULETTES DE VIANDE.

BOULETTES DE VIANDE
- Huile d'olive
- ½ tasse d'oignon rouge haché grossièrement
- 2 gousses d'ail hachées
- 1 oeuf, légèrement battu
- ½ tasse de champignons et de tiges finement hachés
- 2 cuillères à soupe de persil italien (plat) frais haché
- 2 cuillères à café d'huile d'olive
- 1 livre de bison haché (grossièrement haché si disponible)

SAUCE AUX POMMES ET GROSEILLES
- 2 cuillères à soupe d'huile d'olive
- 2 grosses pommes Granny Smith, pelées, dénoyautées et hachées finement
- 2 échalotes hachées
- 2 cuillères à soupe de jus de citron frais

½ tasse de bouillon d'os de poulet (voir<u>recette</u>) ou soupe de poulet sans sel ajouté

2 à 3 cuillères à soupe de groseilles séchées

PAPPARDELLES DE COURGETTES

6 courgettes

2 cuillères à soupe d'huile d'olive

¼ tasse de ciboulette finement hachée

½ cuillère à café de piment rouge moulu

2 gousses d'ail hachées

1. Pour les boulettes de viande, préchauffer le four à 375 °F. Enduire légèrement une plaque à pâtisserie à rebords d'huile d'olive; Mettre de côté. Mélanger l'oignon et l'ail dans un robot culinaire ou un mélangeur. Pulser jusqu'à consistance lisse. Transférer le mélange d'oignons dans un bol moyen. Ajouter l'œuf, les champignons, le persil et 2 cuillères à café d'huile ; remuer pour combiner. Ajouter le bison haché; mélanger doucement mais bien. Diviser le mélange de viande en 16 parts; former des boulettes de viande. Disposer les boulettes de viande, régulièrement espacées, sur la plaque à pâtisserie préparée. Cuire au four pendant 15 minutes; Mettre de côté.

2. Pour la sauce, faites chauffer 2 cuillères à soupe d'huile dans une poêle à feu moyen. Ajouter les pommes et les échalotes; cuire et remuer pendant 6 à 8 minutes ou jusqu'à ce qu'ils soient très tendres. Ajouter le jus de citron. Transférer le mélange dans un robot culinaire ou un mélangeur. Couvrir et traiter ou mélanger jusqu'à consistance lisse; remettre dans la casserole. Ajouter le bouillon d'os de poulet et les raisins de Corinthe. Porter

à ébullition; réduire la chaleur. Cuire, à découvert, de 8 à 10 minutes en remuant fréquemment. Ajouter les boulettes de viande; cuire et remuer à feu doux jusqu'à ce que le tout soit bien chaud.

3. Pendant ce temps, pour la pappardelle, coupez les extrémités des courgettes. À l'aide d'une mandoline ou d'un épluche-légume bien aiguisé, coupez les courgettes en fines lanières. (Pour garder les rubans intacts, arrêtez de vous raser lorsque vous atteignez les graines au centre de la citrouille.) Dans une très grande poêle, faites chauffer 2 cuillères à soupe d'huile à feu moyen-vif. Ajouter l'oignon de printemps, le poivron rouge moulu et l'ail; cuire et remuer pendant 30 secondes. Ajouter les lanières de courgettes. Cuire et remuer doucement pendant environ 3 minutes ou jusqu'à tendreté.

4. Pour servir, répartir les pappardelle dans quatre assiettes de service ; mettre les boulettes de viande et la sauce aux groseilles sur le dessus.

BISON PORCINI BOLOGNAISE AVEC AIL ROTI ET SPAGHETTI

DEVOIRS:Cuisson 30 minutes : 1 heure Cuisson 30 minutes : 35 minutes Utilisations : 6 portions

SI VOUS PENSIEZ AVOIR MANGEVOTRE DERNIERE ASSIETTE DE SPAGHETTIS AVEC SAUCE A LA VIANDE LORSQUE VOUS AVEZ ADOPTE LE REGIME PALEO®, DETROMPEZ-VOUS. CETTE RICHE BOLOGNAISE AROMATISEE A L'AIL, AU VIN ROUGE ET AUX CEPES TERREUX EST CHARGEE DE BRINS SUCRES ET SALES DE COURGE SPAGHETTI. LES PATES NE VOUS MANQUERONT PAS DU TOUT.

1 once de cèpes séchés

1 tasse d'eau bouillante

3 cuillères à soupe d'huile d'olive extra vierge

1 livre de bison haché

1 tasse de carottes finement hachées (2)

½ tasse d'oignon haché (1 moyen)

½ tasse de céleri finement haché (1 tige)

4 gousses d'ail, hachées

3 cuillères à soupe de concentré de tomate sans sel

½ tasse de vin rouge

2 boîtes de 15 onces de tomates concassées sans sel ajouté

1 cuillère à café d'origan séché, broyé

1 cuillère à café de thym séché, moulu

½ cuillère à café de poivre noir

1 courge spaghetti moyenne (2½ à 3 livres)

1 tête d'ail

1. Mélanger les cèpes et l'eau bouillante dans un petit bol; laisser reposer 15 minutes. Filtrer à travers une passoire doublée d'une étamine 100% coton, en réservant le liquide de trempage. Hacher les champignons; mettre de côté

2. Dans une casserole de 4 à 5 litres, faites chauffer 1 cuillère à soupe d'huile d'olive à feu moyen. Ajouter le bison haché, la carotte, l'oignon, le céleri et l'ail. Cuire jusqu'à ce que la viande soit dorée et que les légumes soient tendres, en remuant avec une cuillère en bois pour défaire la viande. Ajouter la pâte de tomate; cuire et remuer pendant 1 minute. Ajouter le vin rouge; cuire et remuer pendant 1 minute. Ajouter les cèpes, les tomates, l'origan, le thym et le poivre. Ajouter le liquide de champignons réservé en prenant soin d'éviter d'ajouter du gravier ou du sable qui pourrait être présent au fond du bol. Porter à ébullition en remuant de temps en temps; réduire le feu à doux. Couvrir et cuire à feu doux pendant 1h30 à 2 heures ou jusqu'à l'épaisseur désirée.

3. Entre-temps, préchauffer le four à 375 °F. Couper la courge en deux sur la longueur; grattez les graines. Placer les moitiés de courge, côté coupé vers le bas, dans un grand plat allant au four. Piquez toute la peau avec une fourchette. Coupez le ½ pouce supérieur de la gousse d'ail. Placer l'ail, côté coupé vers le haut, dans le plat allant au four avec les courgettes. Arrosez avec la cuillère à soupe d'huile d'olive restante. Cuire au four de 35 à 45 minutes ou jusqu'à ce que la courge et l'ail soient tendres.

4. À l'aide d'une cuillère et d'une fourchette, retirer et écraser la chair de chaque moitié de courgette; transférer dans un bol et couvrir pour garder au chaud. Lorsque l'ail est suffisamment froid pour être manipulé, pressez la gousse du bas pour retirer les gousses. Écraser les gousses d'ail à la fourchette. Incorporer l'ail écrasé dans la courge, en répartissant l'ail uniformément. Pour servir, verser la sauce sur le mélange de potiron.

CHILI CON CARNE BISON

DEVOIRS : 25 minutes Cuisson : 1h10 Utilisation : 4 portions

CHOCOLAT, CAFE ET CANNELLE SANS SUCREAJOUTER DE L'INTERET A CE COPIEUX FAVORI. POUR UNE SAVEUR ENCORE PLUS FUMEE, REMPLACEZ LE PAPRIKA ORDINAIRE PAR 1 CUILLERE A SOUPE DE PAPRIKA FUME DOUX.

- 3 cuillères à soupe d'huile d'olive extra vierge
- 1 livre de bison haché
- ½ tasse d'oignon haché (1 moyen)
- 2 gousses d'ail hachées
- 2 boîtes de 14,5 onces de tomates en dés sans sel ajouté, non égouttées
- 1 boîte de 6 onces de pâte de tomate non salée
- 1 tasse de bouillon d'os de bœuf (voir recette) ou soupe de bœuf sans sel ajouté
- ½ tasse de café fort
- 2 onces de barres de cuisson à 99 % de cacao, hachées
- 1 cuillère à soupe de paprika
- 1 cuillère à café de cumin moulu
- 1 cuillère à café d'origan séché
- 1½ cuillères à café d'épices fumées (voir recette)
- ½ cuillère à café de cannelle moulue
- ⅓ tasse de graines de citrouille
- 1 cuillère à café d'huile d'olive
- ½ tasse de crème de cajou (voir recette)
- 1 cuillère à café de jus de citron frais
- ½ tasse de feuilles de coriandre fraîche

4 tranches de citron vert

1. Faites chauffer 3 cuillères à soupe d'huile d'olive dans une casserole à feu moyen. Ajouter le bison haché, l'oignon et l'ail; cuire environ 5 minutes ou jusqu'à ce que la viande soit dorée, en remuant avec une cuillère en bois pour défaire la viande. Ajouter les tomates non égouttées, la pâte de tomate, le bouillon d'os de bœuf, le café, le chocolat à cuire, le paprika, le cumin, l'origan, 1 cuillère à café de piment de la Jamaïque et la cannelle. Porter à ébullition; réduire la chaleur. Couvrir et cuire à feu doux pendant 1 heure en remuant de temps en temps.

2. Pendant ce temps, dans une petite poêle, faites griller les graines de citrouille dans 1 cuillère à café d'huile d'olive à feu moyen jusqu'à ce qu'elles commencent à éclater et à dorer. Placer les graines de citrouille dans un petit bol; ajouter la ½ cuillère à thé restante d'épices fumées; à jeter sur le manteau.

3. Dans un petit bol, mélanger la crème de noix de cajou et le jus de lime.

4. Pour servir, secouez le chili dans des bols. Garnir de crème de noix de cajou, de graines de citrouille et de coriandre. Servir avec des quartiers de lime.

STEAKS DE BISON AUX EPICES MAROCAINES AVEC CITRONS GRILLES

DEVOIRS:Grillé pendant 10 minutes : 10 minutes Utilisations : 4 portions

SERVEZ CES STEAKS RAPIDESAVEC UNE SALADE DE CAROTTES FRAICHES ET CROQUANTES AUX EPICES (VOIRRECETTE). SI VOUS AVEZ ENVIE DE VOUS REGALER, ANANAS GRILLE A LA CREME DE COCO (VOIRRECETTE) SERAIT UNE EXCELLENTE FAÇON DE TERMINER LE REPAS.

- 2 cuillères à soupe de cannelle moulue
- 2 cuillères de paprika
- 1 cuillère à soupe de poudre d'ail
- ¼ cuillère à café de poivre de Cayenne
- 4 steaks de filet mignon de bison de 6 onces, coupés de ¾ à 1 pouce d'épaisseur
- 2 citrons, coupés en deux horizontalement

1. Dans un petit bol, mélanger la cannelle, le paprika, la poudre d'ail et le poivre de Cayenne. Séchez les steaks avec du papier absorbant. Frotter les deux côtés du filet avec le mélange d'épices.

2. Pour un gril au charbon de bois ou au gaz, placez les steaks directement sur le gril à feu moyen. Couvrir et faire griller pendant 10 à 12 minutes pour une cuisson mi-saignante (145 °F) ou 12 à 15 minutes pour une cuisson mi-saignante (155 °F), en retournant une fois à mi-cuisson. Pendant ce temps, placez les moitiés de citron, côté coupé vers le bas, sur une grille. Griller

pendant 2 à 3 minutes ou jusqu'à ce qu'ils soient légèrement carbonisés et juteux.

3. Servir avec des demi-citrons grillés que vous presserez sur le steak.

PAVE DE BISON FROTTE AUX HERBES PROVENÇALES

DEVOIRS:15 minutes de cuisson : 15 minutes de cuisson : 1 heure 15 minutes de repos : 15 minutes Utilisation : 4 portions

LES HERBES DE PROVENCE SONT UN MELANGEHERBES SECHEES QUI POUSSENT EN ABONDANCE DANS LE SUD DE LA FRANCE. LE MELANGE CONTIENT GENERALEMENT UNE COMBINAISON DE BASILIC, DE GRAINES DE FENOUIL, DE LAVANDE, DE MARJOLAINE, DE ROMARIN, DE SAUGE, DE FENOUIL ET DE THYM. IL AJOUTE UNE SAVEUR MERVEILLEUSE A CE ROTI AMERICAIN.

- 1 bison rôti de 3 livres
- 3 cuillères à soupe d'herbes de Provence
- 4 cuillères à soupe d'huile d'olive extra vierge
- 3 gousses d'ail hachées
- 4 panais plus petits, pelés et hachés
- 2 poires mûres, dénoyautées et hachées
- ½ tasse de nectar de poire non sucré
- 1 à 2 cuillères à café de thym frais

1. Préchauffer le four à 375 °F. Retirer le gras de la rôtissoire. Dans un petit bol, mélanger les herbes de Provence, 2 cuillères à soupe d'huile d'olive et l'ail ; frotter sur tout le rôti.

2. Placer le rôti sur la grille dans un plat de cuisson peu profond. Insérez un thermomètre de four au centre du rôti. * Cuire, à découvert, pendant 15 minutes. Réduire la température du four à 300°F. Rôtir pendant 60 à 65

minutes supplémentaires ou jusqu'à ce qu'un thermomètre à viande indique 140 °F (moyen). Couvrir de papier d'aluminium et laisser reposer 15 minutes.

3. Pendant ce temps, dans une grande poêle, chauffer les 2 cuillères à soupe d'huile d'olive restantes à feu moyen-vif. Ajouter les panais et les poires; cuire 10 minutes ou jusqu'à ce que les panais soient à peine tendres, en remuant de temps à autre. Ajouter le nectar de poire; cuire environ 5 minutes ou jusqu'à ce que la sauce épaississe légèrement. Saupoudrer de thym.

4. Couper le rôti en fines tranches dans le sens du grain. Servir la viande avec des panais et des poires.

*Conseil : le bison est très maigre et cuit plus rapidement que le bœuf. De plus, la couleur de la viande est plus rouge que la viande, vous ne pouvez donc pas vous fier à un repère visuel pour déterminer la cuisson. Vous aurez besoin d'un thermomètre à viande pour savoir quand la viande est cuite. Un thermomètre de four est idéal, mais pas nécessaire.

COTES DE BISON BRAISEES AU CAFE AVEC GREMOLATA MANDARINE ET PUREE DE CELERI RAVE

DEVOIRS:Temps de cuisson : 15 minutes : 2 heures 45 minutes
Utilisation : 6 portions

LES COTES DE BISON SONT GROSSES ET CHARNUES.IL EST NECESSAIRE DE LES CUIRE LONGTEMPS DANS UN LIQUIDE AFIN DE LES RAMOLLIR. LA GREMOLATA A L'ECORCE DE MANDARINE REHAUSSE LE GOUT DE CE PLAT COPIEUX.

MARINADE
- 2 tasses d'eau
- 3 tasses de café fort et froid
- 2 tasses de jus de mandarine frais
- 2 cuillères à soupe de romarin frais coupé en lanières
- 1 cuillère à café de poivre noir grossièrement moulu
- Côtes de bison de 4 livres, coupées entre les côtes pour les séparer

CUIRE A FEU DOUX
- 2 cuillères à soupe d'huile d'olive
- 1 cuillère à café de poivre noir
- 2 tasses d'oignon haché
- ½ tasse d'échalotes hachées
- 6 gousses d'ail hachées
- 1 piment jalapeño, épépiné et émincé (voir biais)
- 1 tasse de café fort
- 1 tasse de bouillon d'os de bœuf (voir recette) ou soupe de bœuf sans sel ajouté
- ¼ tasse de sauce tomate paléo (voir recette)

2 cuillères à soupe de moutarde de dijon (voir<u>recette</u>)
3 cuillères à soupe de vinaigre de cidre
Purée de céleri-rave (voir<u>recette</u>, sous, ci-dessous)
Mandarina Gremolata (voir<u>recette</u>, loi)

1. Pour la marinade, dans un grand récipient non réactif (verre ou inox), mélanger l'eau, le café froid, le jus de mandarine, le romarin et le poivre noir. Ajouter les côtes. Si nécessaire, placez une assiette sur les côtes pour les maintenir immergées. Couvrir et réfrigérer pendant 4 à 6 heures, réorganiser et remuer une fois.

2. Pour le ragoût, préchauffer le four à 325 °F. Égoutter les côtes, jeter la marinade. Séchez les côtes avec du papier absorbant. Dans un grand four, chauffer l'huile d'olive à feu moyen. Assaisonner les côtes de poivre noir. Cuire les côtes par lots jusqu'à ce qu'ils soient dorés de tous les côtés, environ 5 minutes par lot. Transférer dans une grande assiette.

3. Ajouter l'oignon, l'échalote, l'ail et le jalapeno dans la casserole. Réduire le feu à moyen, couvrir et cuire jusqu'à ce que les légumes soient tendres, en remuant de temps en temps, environ 10 minutes. Ajouter le café et la soupe; remuer, en grattant les morceaux dorés. Ajouter le ketchup paléo, la moutarde de Dijon et le vinaigre. Laissez bouillir. Ajouter les côtes. Couvrir et transférer au four. Cuire jusqu'à ce que la viande soit tendre, environ 2 heures et 15 minutes, en remuant doucement et en remuant les côtes une ou deux fois.

4. Transférer les côtes dans une assiette; tente avec du papier d'aluminium pour le chauffage. Retirer le gras de

la surface de la sauce à l'aide d'une cuillère. Faire bouillir la sauce jusqu'à ce qu'elle soit réduite à 2 tasses, environ 5 minutes. Répartir la purée de céleri-rave dans 6 assiettes; mettre les côtes levées et la sauce dessus. Parsemer de gremolata mandarine.

Purée de céleri-rave : Dans une grande casserole, mélanger 3 livres de céleri-rave, pelé et coupé en morceaux de 1 pouce, et 4 tasses de bouillon d'os de poulet (voir[recette](#)) ou une soupe au poulet sans sel. Porter à ébullition; réduire la chaleur. Égoutter le céleri rave, réserver la soupe. Remettez le céleri-rave dans la casserole. Ajouter 1 cuillère à soupe d'huile d'olive et 2 cuillères à café de thym frais haché. Écraser le céleri-rave avec un pilon à pommes de terre, ajouter quelques cuillères à soupe à la fois, au besoin pour atteindre l'épaisseur désirée.

Gremolata mandarine : Dans un petit bol, mélanger ½ tasse de persil frais haché, 2 cuillères à soupe de zeste de mandarine finement râpé et 2 gousses d'ail hachées.

SOUPE D'OS DE BOEUF

DEVOIRS:25 minutes de cuisson : 1 heure de cuisson : 8 heures
Utilisations : 8 à 10 tasses

LES QUEUES DE BŒUF OSSEUSES FONT UNE SOUPE AU GOUT EXTREMEMENT RICHEQUI PEUT ETRE UTILISE DANS N'IMPORTE QUELLE RECETTE QUI DEMANDE DU BOUILLON DE BOEUF OU SIMPLEMENT APPRECIE COMME PLAT D'ACCOMPAGNEMENT A TOUT MOMENT DE LA JOURNEE. BIEN QU'ELLES PROVIENNENT A L'ORIGINE D'UN BŒUF, LES QUEUES DE BŒUF PROVIENNENT MAINTENANT D'UN ANIMAL A VIANDE.

- 5 carottes, hachées
- 5 branches de céleri, hachées grossièrement
- 2 têtes d'oignon jaune, non pelé, coupé en deux
- 8 onces de champignons blancs
- 1 tête d'ail, non pelée, coupée en deux
- 2 kilogrammes de queue de bœuf ou d'os de bœuf
- 2 tomates
- 12 tasses d'eau froide
- 3 feuilles de laurier

1. Préchauffer le four à 400 °F. Placer les carottes, le céleri, l'oignon, les champignons et l'ail sur une grande plaque à pâtisserie à rebords ou une plaque à pâtisserie peu profonde ; déposer les os sur les légumes. Dans un robot culinaire, mixer les tomates jusqu'à ce qu'elles soient lisses. Étalez les tomates sur les os pour les couvrir (ce n'est pas grave si une partie de la purée coule sur la poêle et les légumes). Griller de 1 h à 1 h 30

ou jusqu'à ce que les os soient dorés et que les légumes soient caramélisés. Transférer les os et les légumes dans une casserole ou un four de 10 à 12 pintes. (Si une partie du mélange de tomates caramélise au fond de la casserole, ajoutez 1 tasse d'eau chaude dans la casserole et grattez les morceaux. Versez le liquide sur les os et les légumes et réduisez la quantité d'eau de 1 tasse.) .

2. Porter le mélange à ébullition lente à feu moyen à élevé. Réduire le feu; couvrir et cuire la soupe à feu doux pendant 8 à 10 heures en remuant de temps en temps.

3. Filtrez la soupe; jeter les os et les légumes. soupe fraîche; transférer la soupe dans des récipients de stockage et réfrigérer jusqu'à 5 jours ; congeler jusqu'à 3 mois. *

Instructions pour la mijoteuse : Pour une mijoteuse de 6 à 8 pintes, utilisez 1 livre d'os de bœuf, 3 carottes, 3 branches de céleri, 1 oignon jaune et 1 gousse d'ail. Mixez 1 tomate et frottez-la sur les os. Griller selon les instructions, puis transférer les os et les légumes dans la mijoteuse. Grattez les tomates caramélisées selon les instructions et ajoutez-les à la mijoteuse. Ajouter suffisamment d'eau pour couvrir. Couvrir et cuire à feu vif jusqu'à ce que la soupe commence à bouillir, environ 4 heures. Réduire le feu à doux; cuire 12 à 24 heures. Filtrez le bouillon; jeter les os et les légumes. Conserver selon les instructions.

*Astuce : Pour faciliter le dégraissage de la soupe, placez-la dans un récipient couvert au réfrigérateur pendant la nuit. La graisse remontera vers le haut et formera une couche solide qui peut être facilement grattée. La soupe peut épaissir après refroidissement.

ÉPAULE DE PORC EPICEE TUNISIENNE AVEC FRITES EPICEES

DEVOIRS:Cuisson 25 minutes : Cuisson 4 heures : 30 minutes
Utilisation : 4 portions

C'EST UN BON PLAT A FAIREPAR UNE FROIDE JOURNEE D'AUTOMNE. LA VIANDE EST CUITE PENDANT DES HEURES AU FOUR, CE QUI DONNE UNE ODEUR DELICIEUSE A VOTRE MAISON ET VOUS LAISSE DU TEMPS POUR D'AUTRES CHOSES. LES FRITES DE PATATES DOUCES CUITES AU FOUR NE SONT PAS CROUSTILLANTES COMME LES POMMES DE TERRE BLANCHES, MAIS ELLES SONT DELICIEUSES A LEUR MANIERE, SURTOUT LORSQU'ELLES SONT TREMPEES DANS DE LA MAYONNAISE A L'AIL.

PORC
- 1 épaule de porc rôti de 2½ à 3 livres avec os
- 2 cuillères à café de piments ancho moulus
- 2 cuillères à café de cumin moulu
- 1 cuillère à café de graines de cumin, légèrement écrasées
- 1 cuillère à café de coriandre moulue
- ½ cuillère à café de curcuma moulu
- ¼ cuillère à café de cannelle moulue
- 3 cuillères à soupe d'huile d'olive

PUCES
- 4 patates douces moyennes (environ 2 livres), pelées et coupées en tranches de ½ pouce
- ½ cuillère à café de piment rouge moulu
- ½ cuillère à café de poudre d'oignon
- ½ cuillère à café de poudre d'ail

Huile d'olive

1 oignon finement haché

Paleo Aïoli (mayonnaise à l'ail) (voir<u>recette</u>)

1. Préchauffer le four à 300 °F. Enlever le gras de la viande. Dans un petit bol, mélanger les piments ancho moulus, le cumin moulu, les graines de carvi, la coriandre, le curcuma et la cannelle. Saupoudrer la viande du mélange d'épices; Frottez la viande uniformément avec vos doigts.

2. Dans une casserole allant au four de 5 à 6 pintes, chauffer 1 cuillère à soupe d'huile d'olive à feu moyen-vif. Faire dorer le porc de tous les côtés dans l'huile chaude. Couvrir et cuire au four pendant environ 4 heures ou jusqu'à ce qu'ils soient très tendres et qu'un thermomètre à viande enregistre 190 ° F. Retirez la cocotte du four. Laisser reposer à couvert pendant que vous préparez les frites de patates douces et d'oignons, en laissant 1 cuillère à soupe de graisse dans le four.

3. Augmenter la température du four à 400 °F. Pour les frites de patates douces, mélanger les patates douces, les 2 cuillères à soupe d'huile d'olive restantes, le poivron rouge broyé, la poudre d'oignon et la poudre d'ail dans un grand bol ; à jeter sur le manteau. Couvrir un grand ou deux petits plateaux de papier d'aluminium; enduire d'huile d'olive supplémentaire. Disposez les patates douces en une seule couche sur les plaques à pâtisserie préparées. Cuire au four environ 30 minutes ou jusqu'à tendreté, en retournant les patates douces une fois à mi-cuisson.

4. Pendant ce temps, retirez la viande du faitout; Couvrir de papier d'aluminium pour garder au chaud. Égouttez la graisse en réservant 1 cuillère à soupe de graisse. Remettez la graisse économisée au four. Ajouter les oignons; cuire à feu moyen environ 5 minutes ou jusqu'à ce qu'ils soient tendres, en remuant de temps à autre.

5. Transférer le porc et les oignons dans une assiette de service. Couper le porc en gros morceaux avec deux fourchettes. Servir le porc et les frites avec l'aïoli paléo.

ÉPAULE DE PORC GRILLEE A LA CUBAINE

DEVOIRS : 15 minutes Marinage : 24 heures Grillade : 2 heures 30 minutes Repos : 10 minutes Dosage : 6 à 8 portions

CONNU SOUS LE NOM DE "LECHON ASADO" DANS LE PAYS D'ORIGINE, CE ROTI DE PORC EST MARINE DANS UNE COMBINAISON DE JUS D'AGRUMES FRAIS, D'EPICES, DE POIVRON ROUGE MOULU ET D'UNE TETE ENTIERE D'AIL MOULU. LA CUISSON SUR DES CHARBONS ARDENTS APRES UNE NUIT DE TREMPAGE DANS LA MARINADE LUI DONNE UNE SAVEUR INCROYABLE.

- 1 tête d'ail, gousses séparées, pelées et moulues
- 1 tasse d'oignon haché grossièrement
- 1 tasse d'huile d'olive
- 1⅓ tasse de jus de citron frais
- ⅔ tasse de jus d'orange frais
- 1 cuillère à soupe de cumin moulu
- 1 cuillère à soupe d'origan séché, broyé
- 2 cuillères à café de poivre noir fraîchement moulu
- 1 cuillère à café de piment rouge moulu
- 1 épaule de rôti de porc désossée de 4 à 5 livres

1. Pour la marinade, séparez les têtes d'ail en gousses. Pelez et hachez les clous de girofle ; Placer dans un grand bol. Ajouter l'oignon, l'huile d'olive, le jus de lime, le jus d'orange, le cumin, l'origan, le poivre noir et le poivron rouge moulu. Bien mélanger et réserver.

2. Piquer profondément le rôti de porc avec un couteau à désosser de tous les côtés. Abaisser délicatement le rôti

dans la marinade en l'immergeant le plus possible dans le liquide. Couvrir hermétiquement le bol d'une pellicule de plastique. Laisser mariner au réfrigérateur pendant 24 heures en retournant une fois.

3. Retirer le porc de la marinade. Verser la marinade dans une casserole moyenne. Porter à ébullition; cuire 5 minutes. Retirer du feu et laisser refroidir. Mettre de côté.

4. Pour un gril au charbon de bois, placez les charbons à feu moyen autour d'un récipient pour recueillir le liquide. Essayez-le à feu moyen dans une casserole. Placez la viande sur la grille du gril au-dessus du bac de récupération d'eau. Couvrir et griller pendant 2½ à 3 heures ou jusqu'à ce qu'un thermomètre à lecture instantanée inséré au centre du rôti indique 140 °F. (Pour un gril à gaz, préchauffer le gril. Réduire le feu à moyen. Régler sur gril. Placer la viande sur la grille du gril au-dessus du brûleur éteint. Couvrir et cuire comme indiqué.) Retirer la viande du gril. Couvrir lâchement de papier d'aluminium et laisser reposer 10 minutes avant de trancher ou de jeter.

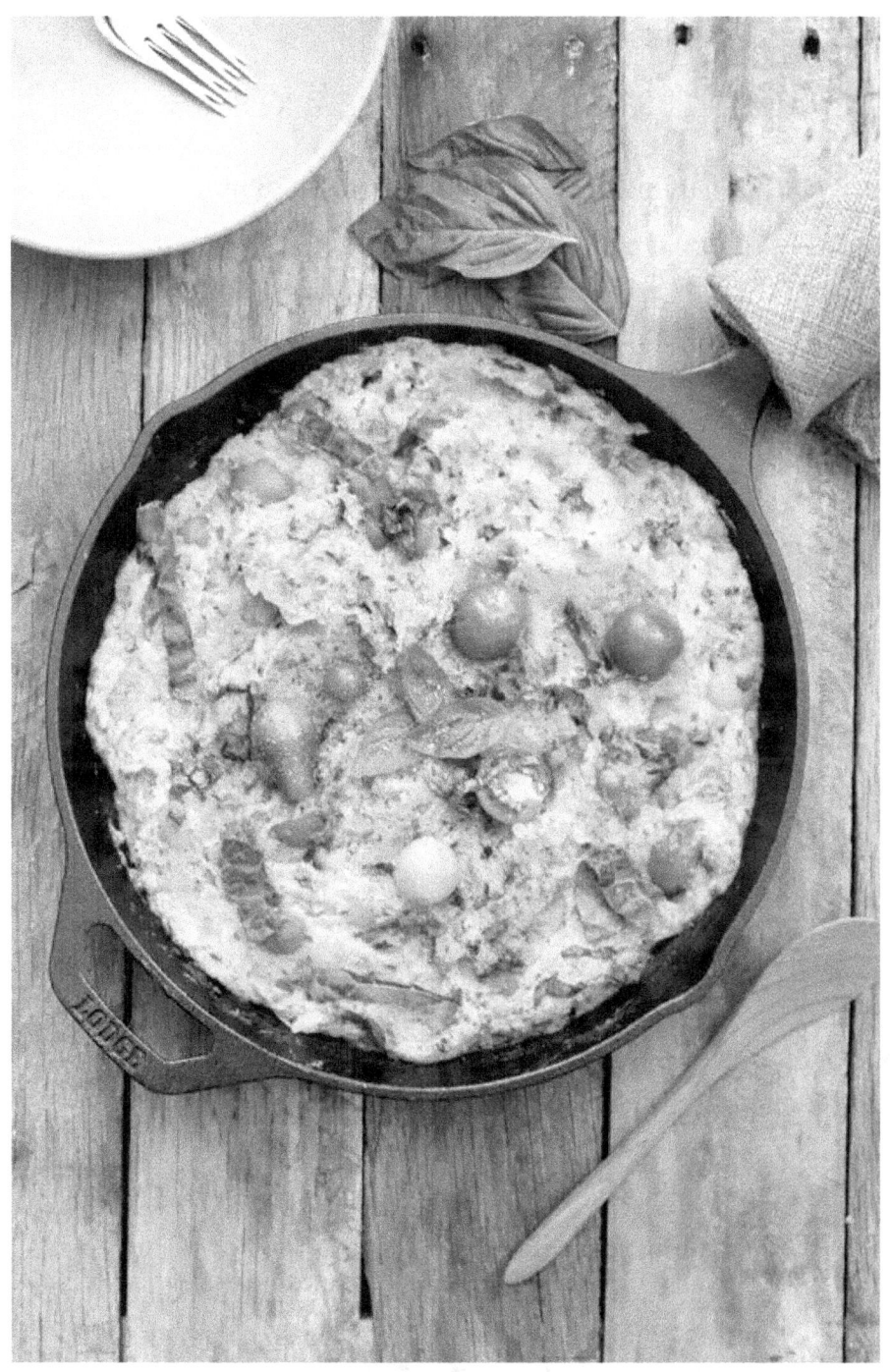

ROTI DE PORC ITALIEN EPICE AUX LEGUMES

DEVOIRS:20 minutes de cuisson : 2 heures 25 minutes de repos : 10 minutes Utilisation : 8 portions

"FRAIS C'EST MIEUX" EST UN BON MANTRASUIVRE QUAND IL S'AGIT DE CUISINER LA PLUPART DU TEMPS. CEPENDANT, LES HERBES SECHEES FONCTIONNENT TRES BIEN COMME TARTINADE SUR LA VIANDE. LORSQUE LES HERBES SONT SECHEES, LEUR SAVEUR DEVIENT PLUS CONCENTREE. AU CONTACT DE L'HUMIDITE DE LA VIANDE, ILS LIBERENT LEURS AROMES DANS LA VIANDE, COMME DANS CE ROTI A L'ITALIENNE AU GOUT DE PERSIL, FENOUIL, ORIGAN, AIL ET PIMENT ROUGE HACHE.

- 2 cuillères à soupe de persil sec, haché
- 2 cuillères à soupe de graines de fenouil concassées
- 4 cuillères à café d'origan séché, broyé
- 1 cuillère à café de poivre noir fraîchement moulu
- ½ cuillère à café de piment rouge moulu
- 4 gousses d'ail, hachées
- 1 épaule de porc avec os de 4 livres
- 1 à 2 cuillères à soupe d'huile d'olive
- 1¼ tasse d'eau
- 2 oignons moyens, pelés et tranchés
- 1 gros bulbe de fenouil, paré, évidé et tranché
- 2 kilogrammes de choux de Bruxelles

1. Préchauffer le four à 325 °F. Dans un petit bol, mélanger le persil, les graines de fenouil, l'origan, le poivre noir, le piment rouge broyé et l'ail; Mettre de côté. Défaire le rôti de porc si nécessaire. Enlevez le gras de la viande.

Frotter la viande de tous les côtés avec le mélange d'épices. Si désiré, cuire à nouveau pour tenir ensemble.

2. Faites chauffer l'huile dans un faitout à feu moyen. Faites frire la viande de tous les côtés dans l'huile chauffée. Égouttez la graisse. Versez de l'eau dans le four autour du temps de cuisson. Cuire, à découvert, pendant 1h30. Disposer les oignons et le fenouil autour du rôti de porc. Couvrir et cuire encore 30 minutes.

3. Pendant ce temps, coupez les tiges des choux de Bruxelles et retirez les feuilles extérieures fanées. Couper les choux de Bruxelles en deux. Ajouter les choux de Bruxelles au faitout, en couches sur les autres légumes. Couvrir et griller pendant 30 à 35 minutes supplémentaires ou jusqu'à ce que les légumes et la viande soient tendres. Transférer la viande dans un plat de service et couvrir de papier d'aluminium. Laisser reposer 15 minutes avant de couper. Verser le jus de la poêle sur les légumes. À l'aide d'une écumoire, déposer les légumes dans une assiette ou un bol de service; couvrir pour garder au chaud.

4. À l'aide d'une grande cuillère, dégraisser le jus. Filtrer le jus restant de la casserole à travers une passoire. Coupez le porc, retirez l'os. Servir la viande avec les légumes et le jus de cuisson.

MOLE DE PORC EN CUISSON LENTE

DEVOIRS:20 minutes de cuisson lente : 8 à 10 heures (faible) ou 4 à 5 heures (forte) Utilisations : 8 portions

AVEC DU CUMIN, DE LA CORIANDRE, DE L'ORIGAN, DES TOMATES, DES AMANDES, DES RAISINS SECS, DU PIMENT ET DU CHOCOLAT,CETTE SAUCE RICHE ET EPICEE A BEAUCOUP POUR ELLE, DANS LE BON SENS. C'EST UN REPAS IDEAL A COMMENCER LE MATIN AVANT DE COMMENCER LA JOURNEE. LORSQUE VOUS RENTREZ CHEZ VOUS, LE DINER EST PRESQUE PRET ET VOTRE MAISON SENT BON.

- 1 épaule de porc rôtie désossée de 3 livres
- 1 tasse d'oignon haché grossièrement
- 3 gousses d'ail, tranchées
- 1½ tasse de bouillon d'os de bœuf (voir<u>recette</u>), soupe aux os de poulet (voir<u>recette</u>), ou soupe de poulet ou boeuf sans sel ajouté
- 1 cuillère à soupe de cumin moulu
- 1 cuillère à soupe de coriandre moulue
- 2 cuillères à café d'origan séché, broyé
- 1 boîte de 15 onces de tomates en dés sans sel ajouté, égouttées
- 1 boîte de 6 onces de pâte de tomate non salée
- ½ tasse d'amandes tranchées, grillées (voir<u>biais</u>)
- ¼ tasse de raisins secs non sulfurés ou de groseilles dorées
- 2 onces de chocolat non sucré (comme les barres de cacao Scharffen Berger à 99 %), haché grossièrement
- 1 piment ancho ou chipotle séché
- 2 bâtons de cannelle de 4 pouces

¼ tasse de coriandre fraîche, hachée

1 avocat, pelé, épépiné et tranché finement

1 citron vert, coupé en quartiers

⅓ tasse de graines de citrouille vertes grillées non salées (facultatif) (voir<u>biais</u>)

1. Enlevez le gras du rôti de porc. Si nécessaire, coupez la viande pour qu'elle rentre dans une mijoteuse de 5 à 6 pintes; Mettre de côté.

2. Mélanger l'oignon et l'ail dans une mijoteuse. Dans une tasse à mesurer en verre de 2 tasses, combiner le bouillon d'os de boeuf, le cumin, la coriandre et l'origan; verser dans la marmite. Ajouter les tomates en dés, la pâte de tomate, les amandes, les raisins secs, le chocolat, le piment séché et les bâtons de cannelle. Mettez la viande dans la marmite. Verser un peu de mélange de tomates dessus. Couvrir et cuire à feu doux pendant 8 à 10 heures ou à feu vif pendant 4 à 5 heures ou jusqu'à ce que le porc soit tendre.

3. Transférer le porc sur une planche à découper; refroidir un peu. Casser la viande en morceaux avec deux fourchettes. Couvrir la viande de papier d'aluminium et réserver.

4. Retirez et jetez les piments séchés et les bâtons de cannelle. Retirer le gras du mélange de tomates avec une grande cuillère. Transférer le mélange de tomates dans un mélangeur ou un robot culinaire. Couvrir et mélanger ou traiter jusqu'à ce que le mélange soit presque lisse. Remettre le porc et la sauce dans la

mijoteuse. Garder au chaud à feu doux jusqu'au moment de servir, jusqu'à 2 heures.

5. Juste avant de servir, ajoutez la coriandre. Servir le mole dans des bols et garnir de tranches d'avocat, de tranches de citron vert et, si désiré, de graines de citrouille.

RAGOUT DE PORC ET POTIRON AU CUMIN

DEVOIRS:30 minutes de cuisson : 1 heure Utilisations : 4 portions

MOUTARDE AU POIVRE ET MOUTARDE A LA CITROUILLEAJOUTEZ DES COULEURS VIVES ET BEAUCOUP DE VITAMINES, DE FIBRES ET D'ACIDE FOLIQUE A CE RAGOUT ASSAISONNE DE SAVEURS D'EUROPE DE L'EST.

- 1 1 ¼ à 1 ½ livre d'épaule de porc rôti
- 1 cuillère à soupe de paprika
- 1 cuillère à soupe de graines de cumin, finement broyées
- 2 cuillères à café de moutarde sèche
- ¼ cuillère à café de poivre de Cayenne
- 2 cuillères à soupe d'huile de noix de coco raffinée
- 8 onces de champignons frais, tranchés finement
- 2 branches de céleri, coupées transversalement en tranches de 1 pouce
- 1 petit oignon rouge, coupé en fines rondelles
- 6 gousses d'ail hachées
- 5 tasses de bouillon d'os de poulet (voir<u>recette</u>) ou soupe de poulet sans sel ajouté
- 2 tasses de courge musquée, pelée et coupée en dés
- 3 tasses de feuilles de moutarde ou de laurier grossièrement hachées
- 2 cuillères à soupe de sauge fraîche coupée en lanières
- ¼ tasse de jus de citron frais

1. Enlevez le gras du porc. Couper le porc en cubes de 1½ po; Placer dans un grand bol. Dans un petit bol, mélanger le paprika, les graines de cumin, la moutarde

sèche et le poivre de Cayenne. Saupoudrer sur le porc en remuant pour bien enrober.

2. Dans une casserole de 4 à 5 litres, faites chauffer l'huile de coco à feu moyen. Ajouter la moitié de la viande; cuire jusqu'à ce qu'ils soient dorés, en remuant de temps à autre. Retirer la viande de la poêle. Répéter avec la viande restante. Réservez la viande.

3. Ajouter les champignons, le céleri, l'oignon rouge et l'ail dans le faitout. Cuire 5 minutes en remuant de temps en temps. Remettre la viande au four. Ajouter délicatement le bouillon d'os de poulet. Porter à ébullition; réduire la chaleur. Couvrir et cuire à feu doux pendant 45 minutes. Ajouter le potiron. Couvrir et laisser mijoter 10 à 15 minutes supplémentaires ou jusqu'à ce que le porc et la courge soient tendres. Ajouter les feuilles de moutarde et la sauge. Cuire de 2 à 3 minutes ou jusqu'à ce que les légumes soient tendres. Ajouter le jus de citron.

ROTI DE HAUT DE LONGE FARCI AUX FRUITS AVEC SAUCE AU COGNAC

DEVOIRS:30 minutes de cuisson : 10 minutes de cuisson : 1h15 de repos : 15 minutes Utilisation : 8 à 10 portions

CETTE CUISSON ELEGANTE EST PARFAITE POUROCCASION SPECIALE OU REUNION DE FAMILLE, SURTOUT EN AUTOMNE. SES SAVEURS (POMMES, NOIX DE MUSCADE, FRUITS SECS ET NOIX) CAPTURENT L'ESSENCE DE CETTE SAISON. SERVIR AVEC UNE PUREE DE PATATES DOUCES AUX CANNEBERGES ET DU CHOU FRISE DE BETTERAVE ROTI (VOIR<u>RECETTE</u>).

ROTI
- 1 cuillère à soupe d'huile d'olive
- 2 tasses de pommes Granny Smith pelées et hachées (environ 2 moyennes)
- 1 échalote finement hachée
- 1 cuillère à soupe de thym frais, coupé en lanières
- ¾ cuillère à café de poivre noir fraîchement moulu
- ⅛ cuillère à café de muscade moulue
- ½ tasse d'abricots secs non sulfurés hachés
- ¼ tasse de noix hachées, grillées (voir<u>biais</u>)
- 1 tasse de bouillon d'os de poulet (voir<u>recette</u>) ou soupe de poulet sans sel ajouté
- 1 rôti de tête de porc désossé de 3 livres (surlonge simple)

SAUCE COGNAC
- 2 cuillères à soupe de cidre de pomme
- 2 cuillères de cognac
- 1 cuillère à café de moutarde de Dijon (voir<u>recette</u>)

poivre noir fraichement moulu

1. Pour la garniture, dans une grande poêle, faire chauffer l'huile d'olive à feu moyen. Ajouter les pommes, les échalotes, le thym, ¼ de cuillère à café de poivre et la muscade; cuire de 2 à 4 minutes ou jusqu'à ce que les pommes et les échalotes soient tendres et légèrement dorées, en remuant de temps à autre. Ajouter les abricots, les noix et 1 cuillère à soupe de bouillon. Cuire à découvert pendant 1 minute pour attendrir les abricots. Retirer du feu et mettre de côté.

2. Préchauffer le four à 325 °F. Marquer le rôti de porc en faisant une coupe dans le sens de la longueur au centre du rôti, en faisant une coupe de ½ pouce de l'autre côté. Répartir le rôti. Placez le couteau dans la coupe en V, face horizontalement à un côté du V et coupez à ½ pouce du côté. Répéter de l'autre côté du V. Étaler le rôti et couvrir d'une pellicule plastique. En travaillant du centre vers les bords, saisir avec un maillet à viande jusqu'à ce qu'il ait environ ¾ de pouce d'épaisseur. Retirer et jeter la pellicule plastique. Répartir la garniture sur le dessus du rôti. En partant du côté le plus court, rouler le rôti en spirale. Attachez avec de la ficelle de cuisine 100 % coton à plusieurs endroits pour maintenir le rôti ensemble. Saupoudrer le rôti avec la ½ cuillère à café de poivre restante.

3. Placer le rôti sur la grille dans un plat de cuisson peu profond. Insérez un thermomètre de four au centre du rôti (pas dans la garniture). Cuire, à découvert, de 1 h 15 à 1 h 30 ou jusqu'à ce qu'un thermomètre indique 145 °F. Retirer le rosbif et le couvrir lâchement de

papier d'aluminium; laisser reposer 15 minutes avant de couper.

4. Pendant ce temps, pour la sauce au brandy, incorporer le reste du bouillon et du cidre dans la graisse de la poêle, en remuant pour enlever les morceaux dorés. Filtrer la graisse dans un bol moyen. Porter à ébullition; cuire environ 4 minutes ou jusqu'à ce que la sauce ait réduit d'un tiers. Ajouter le cognac et la moutarde de dijon. Assaisonnez comme vous le souhaitez avec du poivre supplémentaire. Servir la sauce avec le rôti de porc.

ROTI DE PORC FAÇON PORCHETTA

DEVOIRS : 15 minutes Marinage : Repos toute la nuit : 40 minutes Cuisson : 1 heure Utilisations : 6 portions

PORCHETTA TRADITIONNELLE ITALIENNE (PARFOIS ORTHOGRAPHIE PORKETTA EN ANGLAIS AMERICAIN) EST UNE POITRINE DESOSSEE FARCIE D'AIL, DE FENOUIL, DE POIVRE ET D'HERBES TELLES QUE LA SAUGE OU LE ROMARIN, PUIS EMBROCHEE ET GRILLEE SUR DU BOIS. IL EST AUSSI GENERALEMENT TRES SALE. CETTE VERSION PALEO EST SIMPLIFIEE ET TRES SAVOUREUSE. REMPLACEZ LA SAUGE PAR DU ROMARIN FRAIS, SI VOUS LE SOUHAITEZ, OU UTILISEZ UN MELANGE DES DEUX HERBES.

- 1 longe de porc rôti désossé de 2 à 3 livres
- 2 cuillères à soupe de graines de fenouil
- 1 cuillère à café de grains de poivre noir
- ½ cuillère à café de piment rouge moulu
- 6 gousses d'ail hachées
- 1 cuillère à soupe de zeste d'orange finement râpé
- 1 cuillère à soupe de sauge fraîche coupée en lanières
- 3 cuillères à soupe d'huile d'olive
- ½ tasse de vin blanc sec
- ½ tasse de bouillon d'os de poulet (voir recette) ou soupe de poulet sans sel ajouté

1. Sortez le rôti de porc du réfrigérateur ; Laisser reposer à température ambiante pendant 30 minutes. Entre-temps, dans une petite poêle, faire griller les graines de fenouil à feu moyen, en remuant souvent, pendant environ 3 minutes ou jusqu'à ce qu'elles soient foncées

et parfumées; froid. Transférer dans un moulin à épices ou à café propre. Ajouter les grains de poivre et le piment rouge moulu. Broyer jusqu'à consistance moyennement fine. (Ne pas réduire en poudre.)

2. Préchauffer le four à 325 °F. Dans un petit bol, mélanger les épices moulues, l'ail, le zeste d'orange, la sauge et l'huile d'olive pour faire une pâte. Placer le rôti de porc sur la grille dans un petit plat allant au four. Frotter le mélange sur le porc. (Si désiré, placez le porc assaisonné dans un plat de cuisson en verre de 9 x 13 x 2 pouces. Couvrez d'une pellicule plastique et réfrigérez toute la nuit pour mariner. Avant la cuisson, transférez la viande dans le plat de cuisson et laissez-la reposer à température ambiante pendant 30 minutes. quelques minutes avant la cuisson...)

3. Rôtir le porc pendant 1 à 1 ½ heure ou jusqu'à ce qu'un thermomètre à lecture instantanée inséré au centre du rôti enregistre 145 °F. Transférer le rôti sur une planche à découper et couvrir lâchement de papier d'aluminium. Laisser reposer 10 à 15 minutes avant de trancher.

4. Pendant ce temps, versez le jus de cuisson dans une tasse à mesurer en verre. Enlevez le gras du dessus; Mettre de côté. Placez le plat de cuisson sur le brûleur de la cuisinière. Verser le vin et le bouillon d'os de poulet dans la poêle. Porter à ébullition à feu moyen, en remuant pour gratter les morceaux dorés. Cuire environ 4 minutes ou jusqu'à ce que le mélange ait légèrement

réduit. Incorporer le jus restant de la poêle; Pression. Trancher le porc et servir avec la sauce.

LONGE DE PORC BRAISEE A LA TOMATE

DEVOIRS:40 minutes de cuisson : 10 minutes de cuisson : 20 minutes de cuisson : 40 minutes de repos : 10 minutes pour : 6 à 8 repas

LES TOMATILLOS ONT UNE PEAU COLLANTE ET CHEESYSOUS LEUR PEAU DE PAPIER. APRES AVOIR RETIRE LA PEAU, RINCEZ-LES RAPIDEMENT SOUS L'EAU COURANTE ET ILS SONT PRETS A L'EMPLOI.

- 1 livre de tomatilles, pelées, équeutées et rincées
- 4 piments serrano, équeutés, épépinés et coupés en deux (voir biais)
- 2 jalapeños, débarrassés des tiges, des graines et coupés en deux (voir biais)
- 1 gros poivron jaune, débarrassé des tiges, des graines et coupé en deux
- 1 gros poivron orange, débarrassé des tiges, des graines et coupé en deux
- 2 cuillères à soupe d'huile d'olive
- 1 longe de porc rôti désossé de 2 à 2½ livres
- 1 gros oignon jaune, pelé, coupé en deux et tranché finement
- 4 gousses d'ail, hachées
- ¾ tasse d'eau
- ¼ tasse de jus de lime frais
- ¼ tasse de coriandre fraîche, hachée

1. Faites chauffer le gril à haute température. Couvrir la plaque à pâtisserie de papier d'aluminium. Disposer les tomates, les piments serrano, les jalapeños et les poivrons sur la plaque à pâtisserie préparée. Griller les

légumes à 4 pouces du feu jusqu'à ce qu'ils soient bien carbonisés, en retournant les tomatilles de temps en temps et en retirant les légumes pendant qu'ils carbonisent, 10 à 15 minutes. Placer les serranos, les jalapeños et les tomatillos dans un bol. Placer les poivrons doux dans une assiette. Laisser refroidir les légumes.

2. Chauffer l'huile dans une grande poêle à feu moyen-élevé jusqu'à ce qu'elle scintille. Séchez le rôti de porc avec du papier absorbant propre et ajoutez-le à la poêle. Cuire au four jusqu'à ce qu'il soit bien doré de tous les côtés, en retournant le rôti pour un brunissement uniforme. Transférer le rôti sur un plateau. Réduire le feu à moyen. Ajouter l'oignon dans la poêle; cuire et remuer pendant 5 à 6 minutes ou jusqu'à ce qu'ils soient dorés. Ajouter l'ail; cuire 1 minute de plus. Retirez la casserole du feu.

3. Préchauffez le four à 350 °F. Pour la sauce tomate, mélangez les tomates, les serranos et les jalapeños dans un robot culinaire ou un mélangeur. Couvrir et mélanger ou mélanger jusqu'à consistance lisse; ajouter l'oignon dans la poêle. Réchauffez la poêle. Porter à ébullition; cuire de 4 à 5 minutes ou jusqu'à ce que le mélange soit foncé et épais. Ajouter l'eau, le jus de citron et la coriandre.

4. Étendre la sauce tomatillo dans un plat de cuisson peu profond ou un plat de cuisson rectangulaire de 3 pintes. Mettre le rôti de porc dans la sauce. Bien couvrir de papier d'aluminium. Cuire au four de 40 à 45 minutes

ou jusqu'à ce qu'un thermomètre à lecture instantanée inséré au centre du rôti indique 140 °F.

5. Coupez le poivron en lanières. Ajouter la sauce tomatillo dans la poêle. Conserver sans serrer avec du papier d'aluminium; laisser reposer 10 minutes. Coupez la viande; remuer la sauce. Servir les tranches de porc généreusement nappées de sauce tomate.

FILET DE PORC FARCI AUX ABRICOTS

DEVOIRS : 20 minutes cuisson : 45 minutes repos : 5 minutes
Utilisation : 2 à 3 portions

- 2 abricots frais moyens, hachés grossièrement
- 2 cuillères à soupe de raisins secs sans soufre
- 2 cuillères à soupe de noix hachées
- 2 cuillères à café de gingembre frais râpé
- ¼ cuillère à café de cardamome moulue
- 1 filet de porc de 12 onces
- 1 cuillère à soupe d'huile d'olive
- 1 cuillère à soupe de moutarde de dijon (voir<u>recette</u>)
- ¼ cuillère à café de poivre noir

1. Préchauffer le four à 375 °F. Tapisser une plaque à pâtisserie de papier d'aluminium; placez la grille de cuisson sur la plaque à pâtisserie.

2. Dans un petit bol, mélanger les abricots, les raisins secs, les noix, le gingembre et la cardamome.

3. Faire une coupe longitudinale au centre du porc, couper ½ pouce de l'autre côté. papillon pour ouvrir Placer le porc entre deux couches de film alimentaire. À l'aide du côté plat d'un maillet à viande, martelez doucement la viande jusqu'à une épaisseur de ⅓ de pouce. Pliez le bout de la queue pour former un rectangle régulier. Piquer légèrement la viande pour obtenir une épaisseur homogène.

4. Répartir le mélange d'abricots sur le porc. En commençant par l'extrémité étroite, enroulez le porc.

Attachez avec de la ficelle de cuisine 100% coton, d'abord au centre, puis à intervalles de 1 pouce. Placer le rôti sur la grille.

5. Mélanger l'huile d'olive et la moutarde de Dijon ; enrober le rôti. Saupoudrer le rôti de poivre. Cuire au four de 45 à 55 minutes ou jusqu'à ce qu'un thermomètre à lecture instantanée inséré au centre du rôti indique 140 °F. Laisser reposer 5 à 10 minutes avant de trancher.

FILET DE PORC EN CROUTE DE LEGUMES ET HUILE D'AIL CROUSTILLANTE

DEVOIRS:15 minutes de cuisson : 30 minutes de cuisson : 8 minutes de repos : 5 minutes Utilisation : 6 portions

---

- ⅓ tasse de moutarde de Dijon (voir<u>recette</u>)
- ¼ tasse de persil frais haché
- 2 cuillères à soupe de thym frais, coupé en lanières
- 1 cuillère à soupe de romarin frais coupé en lanières
- ½ cuillère à café de poivre noir
- 2 longes de porc de 12 onces
- ½ tasse d'huile d'olive
- ¼ tasse d'ail frais haché
- ¼ à 1 cuillère à café de piment rouge moulu

1. Préchauffer le four à 450 °F. Tapisser une plaque à pâtisserie de papier d'aluminium; placez la grille de cuisson sur la plaque à pâtisserie.

2. Dans un petit bol, mélanger la moutarde, le persil, le thym, le romarin et le poivre noir pour faire une pâte. Étendre le mélange de moutarde et d'herbes sur le dessus et les côtés du porc. Transférer le porc sur le gril pour cuire. Placer le rôti au four; baisser la température à 375°F. Cuire au four de 30 à 35 minutes ou jusqu'à ce qu'un thermomètre à lecture instantanée inséré au centre du rôti indique 140 °F. Laisser reposer 5 à 10 minutes avant de trancher.

3. Pendant ce temps, pour l'huile d'ail, mélanger l'huile d'olive et l'ail dans une petite casserole. Cuire à feu

moyen-doux pendant 8 à 10 minutes ou jusqu'à ce que l'ail soit doré et commence à croustiller (ne laissez pas l'ail brûler). Retirer du feu; ajouter le piment rouge moulu. Couper le porc; verser l'huile d'ail sur les tranches avant de servir.

PORC AUX EPICES INDIENNES AVEC SAUCE A LA NOIX DE COCO

INDEMNITE:Effet 20 minutes : 2 portions

- 3 cuillères à café de curry en poudre
- 2 cuillères à café de garam masala sans sel
- 1 cuillère à café de cumin moulu
- 1 cuillère à café de coriandre moulue
- 1 filet de porc de 12 onces
- 1 cuillère à soupe d'huile d'olive
- ½ tasse de lait de coco ordinaire (comme la marque Nature's Way)
- ¼ tasse de coriandre fraîche, hachée
- 2 cuillères à soupe de menthe fraîche hachée

1. Dans un petit bol, mélanger 2 cuillères à café de curry, garam masala, cumin et coriandre. Trancher le porc en tranches de ½ pouce d'épaisseur; saupoudrer d'épices. .

2. Dans une grande poêle, chauffer l'huile d'olive à feu moyen. Ajouter les tranches de porc dans la poêle; cuire 7 minutes en retournant une fois. Retirer le porc de la poêle; couvrir pour garder au chaud. Pour la sauce, ajouter le lait de coco et la cuillère à café restante de poudre de curry dans la poêle, en remuant pour gratter les morceaux. Cuire à feu doux pendant 2 à 3 minutes. Ajouter la coriandre et la menthe. Ajouter le porc; cuire jusqu'à ce que le tout soit bien chaud, en versant la sauce sur le porc.

ESCALOPES DE PORC AUX POMMES ET MARRONS EPICES

DEVOIRS:20 minutes de cuisson : 15 minutes Utilisation : 4 portions

- 2 longes de porc de 12 onces
- 1 cuillère à soupe de poudre d'oignon
- 1 cuillère à soupe de poudre d'ail
- ½ cuillère à café de poivre noir
- 2 à 4 cuillères à soupe d'huile d'olive
- 2 pommes Fuji ou Pink Lady, pelées, dénoyautées et hachées grossièrement
- ¼ tasse d'échalotes finement hachées
- ¾ cuillère à café de cannelle moulue
- ⅛ cuillère à café de clous de girofle moulus
- ⅛ cuillère à café de muscade moulue
- ½ tasse de bouillon d'os de poulet (voir<u>recette</u>) ou soupe de poulet sans sel ajouté
- 2 cuillères à soupe de jus de citron frais
- ½ tasse de châtaignes grillées pelées, hachées* ou de noix hachées
- 1 cuillère à soupe de sauge fraîche coupée en lanières

1. Couper les steaks de surlonge en diagonale en tranches de ½ pouce d'épaisseur. Placez les tranches de porc entre deux morceaux de pellicule plastique. Écraser avec le côté plat d'un maillet à viande jusqu'à consistance lisse. Saupoudrer les tranches de poudre d'oignon, de poudre d'ail et de poivre noir.

2. Dans une grande poêle, faites chauffer 2 cuillères à soupe d'huile d'olive à feu moyen. Cuire le porc, par lots,

pendant 3 à 4 minutes, en le retournant une fois et en ajoutant plus d'huile si nécessaire. Transférer le porc dans une assiette; couvrir et garder au chaud.

3. Augmenter le feu à moyen-vif. Ajouter les pommes, les échalotes, la cannelle, les clous de girofle et la muscade. Cuire et remuer pendant 3 minutes. Ajouter le bouillon d'os de poulet et le jus de citron. Couvrir et cuire 5 minutes. Retirer du feu; ajouter les châtaignes et la sauge. Servir le mélange de pommes sur le porc.

*Remarque : Pour rôtir les châtaignes, préchauffer le four à 400 °F. Couper un X sur un côté de la coque des châtaignes. Cela permettra à la coquille de se détendre pendant la cuisson. Placer les châtaignes sur une plaque à pâtisserie et cuire au four pendant 30 minutes ou jusqu'à ce que la peau se sépare des noix et que les noix soient tendres. Enveloppez les marrons grillés dans un torchon propre. Décollez les coquilles et la peau blanc jaunâtre des noix.

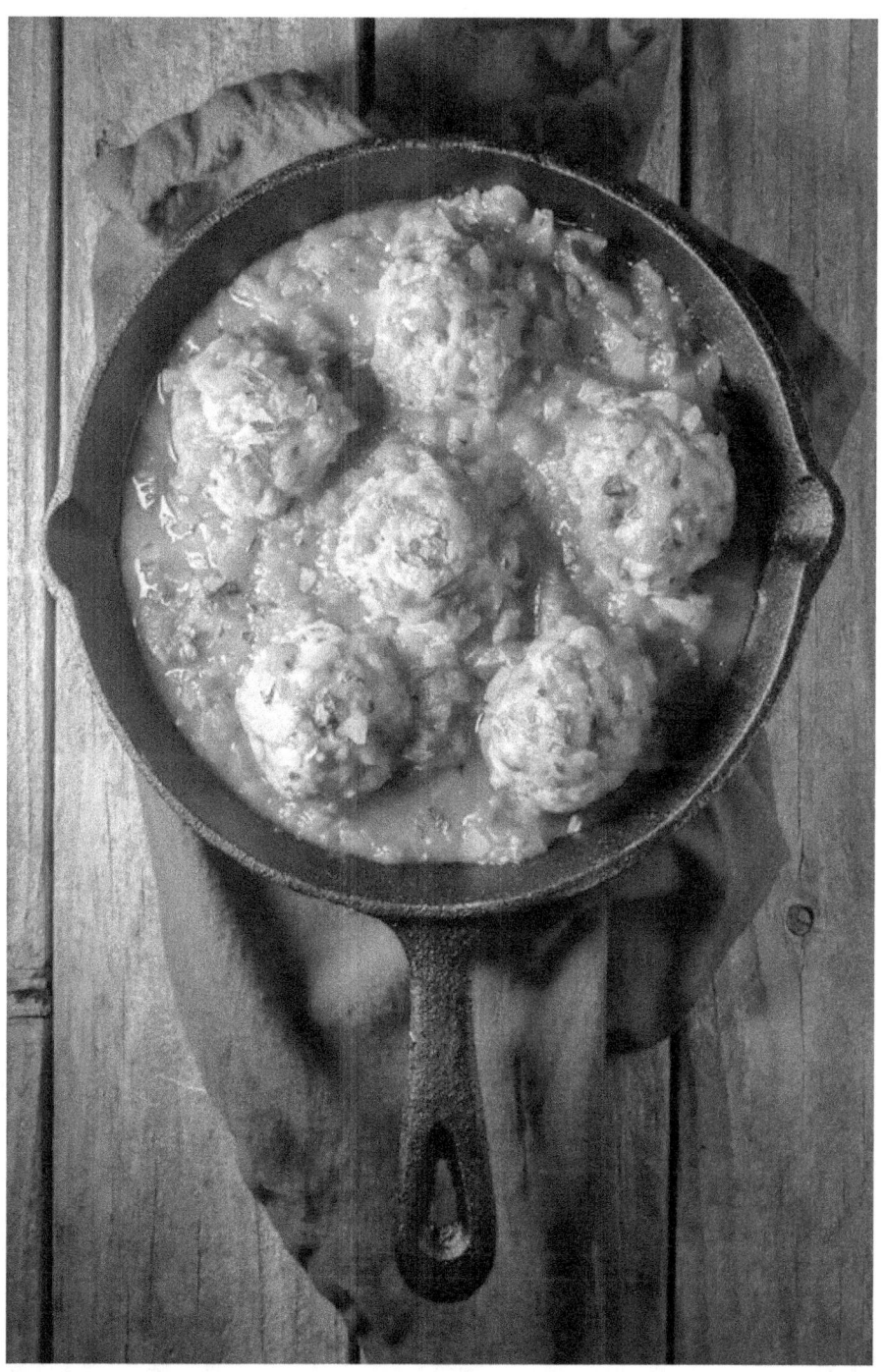

FAJITAS AU PORC POUR LA FRITURE

DEVOIRS:Temps de cuisson : 20 minutes : 22 minutes
Utilisation : 4 portions

- 1 livre de filet de porc, coupé en lanières de 2 pouces
- 3 cuillères à soupe d'assaisonnement pour fajitas sans sel ou d'assaisonnement mexicain (voir<u>recette</u>)
- 2 cuillères à soupe d'huile d'olive
- 1 petit oignon finement haché
- ½ poivron rouge, épépiné et tranché finement
- ½ poivron orange doux, épépiné et tranché finement
- 1 jalapeño, équeuté et tranché finement (voir<u>biais</u>) (facultatif)
- ½ cuillère à café de graines de cumin
- 1 tasse de champignons frais tranchés finement
- 3 cuillères à soupe de jus de citron frais
- ½ tasse de coriandre fraîche, coupée en lanières
- 1 avocat, pelé et coupé en dés
- Sauce désirée (voir<u>recettes</u>)

1. Saupoudrer le porc de 2 cuillères à soupe d'assaisonnement pour fajitas. Chauffer 1 cuillère à soupe d'huile dans une très grande poêle à feu moyen-vif. Ajouter la moitié du porc; cuire et remuer environ 5 minutes ou jusqu'à ce qu'il ne soit plus rose. Transférer la viande dans un bol et couvrir pour garder au chaud. Répéter avec le reste de l'huile et du porc.

2. Allumez le feu à moyen. Ajouter 1 cuillère à soupe restante d'assaisonnement pour fajitas, l'oignon, le poivron, le jalapeno et le cumin. Cuire et remuer

environ 10 minutes ou jusqu'à ce que les légumes soient tendres. Remettez toute la viande et les jus accumulés dans la poêle. Ajouter les champignons et le jus de citron. Cuire jusqu'à ce que le tout soit bien chaud. Retirer la casserole du feu; ajouter la coriandre. Servir avec de l'avocat et de la sauce au choix.

FILET DE PORC AU PORTO ET AUX PRUNEAUX

DEVOIRS:10 minutes de cuisson : 12 minutes de repos : 5 minutes Utilisation : 4 portions

LE PORTO EST UN VIN GENEREUX,CE QUI SIGNIFIE QUE DE L'EAU-DE-VIE DE TYPE BRANDY EST AJOUTEE POUR ARRETER LE PROCESSUS DE FERMENTATION. CELA SIGNIFIE QU'IL CONTIENT PLUS DE SUCRE RESIDUEL QUE LE VIN DE TABLE ROUGE ET A DONC UN GOUT PLUS SUCRE. CE N'EST PAS QUELQUE CHOSE QUE VOUS VOULEZ BOIRE TOUS LES JOURS, MAIS UNE PETITE INFUSION DE TEMPS EN TEMPS, C'EST BIEN.

- 2 longes de porc de 12 onces
- 2½ cuillères à café de coriandre moulue
- ¼ cuillère à café de poivre noir
- 2 cuillères à soupe d'huile d'olive
- 1 échalote, tranchée
- ½ tasse de porto
- ½ tasse de bouillon d'os de poulet (voir recette) ou soupe de poulet sans sel ajouté
- 20 pruneaux dénoyautés
- ½ cuillère à café de piment rouge moulu
- 2 cuillères à café d'estragon frais coupé en lamelles

1. Préchauffer le four à 400 °F. Saupoudrer le porc de 2 cuillères à café de coriandre et de poivre noir.

2. Dans une grande poêle allant au four, chauffer l'huile d'olive à feu moyen. Ajouter les surlonges dans la poêle. Cuire au four jusqu'à ce qu'ils soient dorés de tous les côtés, uniformément dorés, environ 8 minutes. Mettre

le plat au four. Griller à découvert pendant environ 12 minutes ou jusqu'à ce qu'un thermomètre à lecture instantanée inséré au centre du gril indique 140 °F. Transférer les galettes sur une planche à découper. Couvrir un peu de papier d'aluminium et laisser reposer 5 minutes.

3. Pendant ce temps, pour la sauce, égouttez le gras de la poêle en réservant 1 cuillère à soupe. Cuire les échalotes dans la graisse séparée dans une poêle à feu moyen-élevé pendant environ 3 minutes ou jusqu'à ce qu'elles soient dorées et tendres. Ajouter le porto dans la poêle. Porter à ébullition en remuant pour gratter les morceaux dorés. Ajouter le bouillon d'os de poulet, les pruneaux, le poivron rouge broyé et la ½ cuillère à café de coriandre restante. Cuire à feu moyen pour réduire légèrement, environ 1 à 2 minutes. Ajouter l'estragon.

4. Coupez le porc en tranches et servez avec les pruneaux et la sauce.

COTELETTES DE PORC STYLE MOO SHU SUR LAITUE AVEC LEGUMES MARINES RAPIDEMENT

INDEMNITE: 45 minutes donne : 4 portions

SI VOUS AVEZ MANGE UN PLAT TRADITIONNEL MOO SHUDANS UN RESTAURANT CHINOIS, VOUS SAVEZ QUE C'EST UNE GARNITURE SAVOUREUSE DE VIANDE ET DE LEGUMES MANGEE SUR DE FINES CREPES AVEC UNE SAUCE AUX PRUNES SUCREES OU HOISIN. CETTE VERSION PALEO PLUS LEGERE ET PLUS FRAICHE COMPREND DU PORC, DU BOK CHOY ET DES CHAMPIGNONS SHIITAKE SAUTES AU GINGEMBRE ET A L'AIL, ET SE DEGUSTE DANS DES ROULES DE LAITUE AVEC DES LEGUMES MARINES CROQUANTS.

LEGUMES MARINES
- 1 tasse de carottes en julienne
- 1 tasse de radis daikon en julienne
- ¼ tasse d'oignon rouge haché
- 1 tasse de jus de pomme non sucré
- ½ tasse de vinaigre de cidre

PORC
- 2 cuillères à soupe d'huile d'olive ou d'huile de noix de coco raffinée
- 3 oeufs, légèrement battus
- 8 onces de filet de porc, coupé en lanières de 2 × ½ pouces
- 2 cuillères à café de gingembre frais moulu
- 4 gousses d'ail, hachées
- 2 tasses de chou napa finement tranché

1 tasse de champignons shiitake tranchés finement
¼ tasse d'oignons verts tranchés finement
8 feuilles de laitue Boston

1. Pour des légumes marinés rapidement, combiner les carottes, le daikon et l'oignon dans un grand bol. Pour la saumure, chauffer le jus de pomme et le vinaigre dans une casserole jusqu'à ce que la vapeur monte. Verser la saumure sur les légumes dans le bol; Couvrir et réfrigérer jusqu'au moment de servir.

2. Faites chauffer 1 cuillère à soupe d'huile dans une grande poêle à feu moyen. Battre légèrement les œufs au fouet. Ajouter les œufs dans la poêle; cuire, sans remuer, jusqu'à ce que le fond soit pris, environ 3 minutes. Retournez délicatement l'œuf à l'aide d'une spatule souple et faites-le cuire de l'autre côté. Retirez l'œuf de la poêle et placez-le dans un bol.

3. Faites chauffer la poêle; ajouter la cuillère à soupe d'huile restante. Ajouter les lanières de porc, le gingembre et l'ail. Cuire et remuer à feu moyen environ 4 minutes ou jusqu'à ce que le porc ne soit plus rosé. Ajouter le chou et les champignons; cuire et remuer environ 4 minutes ou jusqu'à ce que le chou soit flétri, que les champignons soient tendres et que le porc soit bien cuit. Retirez la casserole du feu. Couper l'œuf dur en lanières. Mélanger délicatement les lanières d'œufs et les oignons nouveaux dans le porc. Servir sur des feuilles de laitue et garnir de légumes marinés.

COTELETTES DE PORC AUX NOIX DE MACADAMIA, SAUGE, FIGUES ET PUREE DE PATATES DOUCES

DEVOIRS:15 minutes Cuisson : 25 minutes Utilisation : 4 portions

EN COMBINAISON AVEC DE LA PUREE DE PATATES DOUCES,CES COTELETTES JUTEUSES GARNIES DE SAUGE SONT LE REPAS D'AUTOMNE PARFAIT QUI SE PREPARE RAPIDEMENT, CE QUI LE REND PARFAIT POUR UN SOIR DE SEMAINE OCCUPE.

- 4 côtelettes de porc désossées, coupées à 1¼ pouces d'épaisseur
- 3 cuillères à soupe de sauge fraîche, coupée en lanières
- ¼ cuillère à café de poivre noir
- 3 cuillères à soupe d'huile de noix de macadamia
- 2 livres de patates douces, pelées et coupées en morceaux de 1 pouce
- ¾ tasse de noix de macadamia hachées
- ½ tasse de figues séchées hachées
- ⅓ tasse de bouillon d'os de bœuf (voir recette) ou soupe de bœuf sans sel ajouté
- 1 cuillère à soupe de jus de citron frais

1. Saupoudrez les côtelettes de porc des deux côtés avec 2 cuillères à soupe chacune de sauge et de poivre; frotter avec les doigts. Faites chauffer 2 cuillères à soupe d'huile dans une grande poêle à feu moyen. Ajouter les côtelettes dans la poêle; cuire de 15 à 20 minutes ou jusqu'à ce qu'il soit bien cuit (145 °F), en le retournant

une fois à mi-cuisson. Transférer les côtelettes dans une assiette; couvrir pour garder au chaud.

2. Pendant ce temps, combiner les patates douces et suffisamment d'eau pour couvrir dans une grande casserole. Porter à ébullition; réduire la chaleur. Couvrir et laisser mijoter de 10 à 15 minutes ou jusqu'à ce que les pommes de terre soient tendres. Égoutter les pommes de terre. Ajouter la cuillère à soupe d'huile de macadamia restante aux pommes de terre et écraser jusqu'à consistance crémeuse; garder au chaud.

3. Pour la sauce, ajouter les noix de macadamia dans la poêle ; cuire à feu moyen jusqu'à ce qu'il soit grillé. Ajouter les figues séchées et la cuillère à soupe de sauge restante; cuire 30 secondes. Ajouter le bouillon d'os de bœuf et le jus de citron dans la poêle, en remuant pour gratter les morceaux dorés. Verser la sauce sur les côtelettes de porc et servir avec une purée de patates douces.

COTELETTES DE PORC POELEES AU ROMARIN ET LAVANDE AUX RAISINS ET NOIX GRILLEES

DEVOIRS:Cuisson 10 minutes : Grillage 6 minutes : 25 minutes
Utilisation : 4 portions

CUIRE LES RAISINS AVEC LES COTELETTES DE PORCAMELIORE SON GOUT ET SA DOUCEUR. COMBINES AVEC DES PACANES GRILLEES CROQUANTES ET DU ROMARIN FRAIS, ILS SONT UN EXCELLENT AJOUT A CES COTELETTES COPIEUSES.

- 2 cuillères à soupe de romarin frais coupé en lanières
- 1 cuillère à soupe de lavande fraîche hachée
- ½ cuillère à café de poudre d'ail
- ½ cuillère à café de poivre noir
- 4 côtelettes de porc, coupées à 1¼ pouces d'épaisseur (environ 3 livres)
- 1 cuillère à soupe d'huile d'olive
- 1 grosse échalote, tranchée finement
- 1½ tasse de raisins rouges et/ou verts sans pépins
- ½ tasse de vin blanc sec
- ¾ tasse de noix hachées grossièrement
- Romarin fraîchement coupé

1. Préchauffer le four à 375 °F. Dans un petit bol, mélanger 2 cuillères à soupe de romarin, de lavande, de poudre d'ail et de poivre. Frotter uniformément le mélange d'herbes sur les côtelettes de porc. Dans une très grande poêle allant au four, chauffer l'huile d'olive à feu moyen-vif. Ajouter les côtelettes dans la poêle; cuire de

6 à 8 minutes ou jusqu'à ce qu'ils soient dorés des deux côtés. Transférer les côtelettes dans une assiette; couvrir de papier d'aluminium.

2. Ajouter les échalotes dans la poêle. Cuire et remuer à feu moyen pendant 1 minute. Ajouter les raisins et le vin. Cuire environ 2 minutes de plus, en remuant pour gratter les morceaux dorés. Remettre les côtelettes de porc dans la poêle. Placer le moule au four; griller de 25 à 30 minutes ou jusqu'à ce que les côtelettes soient cuites (145 °F).

3. Pendant ce temps, disposer les pacanes dans un plat peu profond allant au four. Ajouter au four avec les côtelettes. Griller pendant environ 8 minutes ou jusqu'à ce qu'ils soient grillés, en remuant une fois pour dorer uniformément.

4. Pour servir, garnir les côtelettes de porc de raisins et de pacanes grillées. De plus, saupoudrer de romarin frais.

COTELETTES DE PORC ALLA FIORENTINA AVEC BROCOLI ROTI RABE

DEVOIRS:20 minutes de grillade : 20 minutes de marinade : 3 minutes d'utilisation : 4 portionsLA PHOTOGRAPHIE

"LA FLORENCE"CELA SIGNIFIE ESSENTIELLEMENT "DANS LE STYLE DE FLORENCE". CETTE RECETTE EST INSPIREE DE LA BISTECCA ALLA FIORENTINA, UN POISSON TOSCAN GRILLE AU FEU DE BOIS AVEC LES SAVEURS LES PLUS SIMPLES, GENERALEMENT JUSTE DE L'HUILE D'OLIVE, DU SEL, DU POIVRE NOIR ET UN FILET DE CITRON FRAIS POUR FINIR.

- 1 livre de brocoli rabe
- 1 cuillère à soupe d'huile d'olive
- 4 côtelettes de porc avec os de 6 à 8 onces, coupées de 1½ à 2 pouces d'épaisseur
- poivre noir grossièrement moulu
- 1 citron
- 4 gousses d'ail, tranchées finement
- 2 cuillères à soupe de romarin frais coupé en lanières
- 6 feuilles de sauge fraîche, hachées
- 1 cuillère à café de piment rouge moulu (ou au goût)
- ½ tasse d'huile d'olive

1. Dans une grande casserole, blanchir le brocoli rave dans l'eau bouillante pendant 1 minute. Transférer immédiatement dans un bol d'eau glacée. Une fois refroidi, égoutter le brocoli sur une plaque à pâtisserie recouverte de papier absorbant, en séchant autant que possible avec des serviettes en papier supplémentaires.

Retirez les serviettes en papier de la poêle. Arroser le brocoli rabe avec 1 cuillère à soupe d'huile d'olive, mélanger pour bien enrober; réserver jusqu'au moment de griller.

2. Saupoudrer les côtelettes de porc des deux côtés de poivre grossièrement moulu; Mettre de côté. A l'aide d'un éplucheur à légumes, retirer les lamelles de zeste du citron (réserver le citron pour un autre usage). Disposer des lanières de zeste de citron, d'ail émincé, de romarin, de sauge et de poivron rouge moulu sur un grand plat; Mettre de côté.

3. Pour un gril au charbon de bois, déplacez la plupart des braises d'un côté de la grille et laissez quelques braises sous l'autre côté de la grille. Saisir les côtelettes directement sur les braises pendant 2 à 3 minutes ou jusqu'à ce qu'elles soient dorées. Retourner les côtelettes et cuire l'autre côté encore 2 minutes. Déplacez les côtelettes de l'autre côté du gril. Couvrir et faire griller de 10 à 15 minutes ou jusqu'à ce qu'ils soient cuits (145 °F). (Pour le gril à gaz, préchauffer le gril; réduire la chaleur d'un côté du gril à feu moyen. Faire griller les côtelettes comme ci-dessus à puissance élevée. Déplacer sur le côté du gril à feu moyen; continuer comme ci-dessus) .

4. Transférer les escalopes sur un plateau. Verser ½ tasse d'huile d'olive sur les côtelettes, en les retournant pour enrober les deux côtés. Faire mariner les côtelettes de 3 à 5 minutes avant de servir en les retournant une ou

deux fois pour infuser la viande des saveurs de zeste de citron, d'ail et d'herbes.

5. Pendant que les côtelettes reposent, faire griller le rabe de brocoli jusqu'à ce qu'il soit légèrement carbonisé et chaud. Disposer le brocoli rave sur l'assiette avec les côtelettes de porc; verser un peu de marinade sur chaque escalope et brocoli avant de servir.

COTELETTES DE PORC FARCIES A LA SCAROLE

DEVOIRS:Temps de cuisson : 20 minutes : 9 minutes Utilisation : 4 portions

L'ENDIVE PEUT ETRE CONSOMMEE EN SALADE VERTE.OU FAIRE SAUTER DOUCEMENT AVEC DE L'AIL DANS DE L'HUILE D'OLIVE POUR UN PLAT D'ACCOMPAGNEMENT RAPIDE. ICI, COMBINE AVEC DE L'HUILE D'OLIVE, DE L'AIL, DU POIVRE NOIR, DU POIVRON ROUGE MOULU ET DU CITRON, IL FAIT UNE MERVEILLEUSE FARCE VERT VIF POUR DES COTELETTES DE PORC POELEES JUTEUSES.

- 4 côtelettes de porc avec os de 6 à 8 onces, coupées à ¾ de pouce d'épaisseur
- ½ endive de taille moyenne, hachée finement
- 4 cuillères à soupe d'huile d'olive
- 1 cuillère à soupe de jus de citron frais
- ¼ cuillère à café de poivre noir
- ¼ cuillère à café de piment rouge moulu
- 2 grosses gousses d'ail, hachées
- Huile d'olive
- 1 cuillère à soupe de sauge fraîche coupée en lanières
- ¼ cuillère à café de poivre noir
- ⅓ tasse de vin blanc sec

1. À l'aide d'un couteau à éplucher, coupez une poche profonde d'environ 2 pouces de large sur le côté incurvé de chaque côtelette de porc; Mettre de côté.

2. Dans un grand bol, mélanger l'endive, 2 cuillères à soupe d'huile d'olive, le jus de citron, ¼ cuillère à café de

poivre noir, le poivron rouge moulu et l'ail. Remplir chaque escalope avec un quart du mélange. Badigeonner les côtelettes d'huile d'olive. Saupoudrer de sauge et ¼ de cuillère à café de poivre noir moulu.

3. Dans une très grande poêle, chauffer les 2 cuillères à soupe d'huile d'olive restantes à feu moyen. Cuire le porc 4 minutes de chaque côté jusqu'à ce qu'il soit doré. Transférer les côtelettes dans une assiette. Ajouter le vin dans la poêle en grattant les morceaux dorés. Faire réduire le jus dans la poêle pendant 1 minute.

4. Versez le jus de la poêle sur les côtelettes avant de servir.

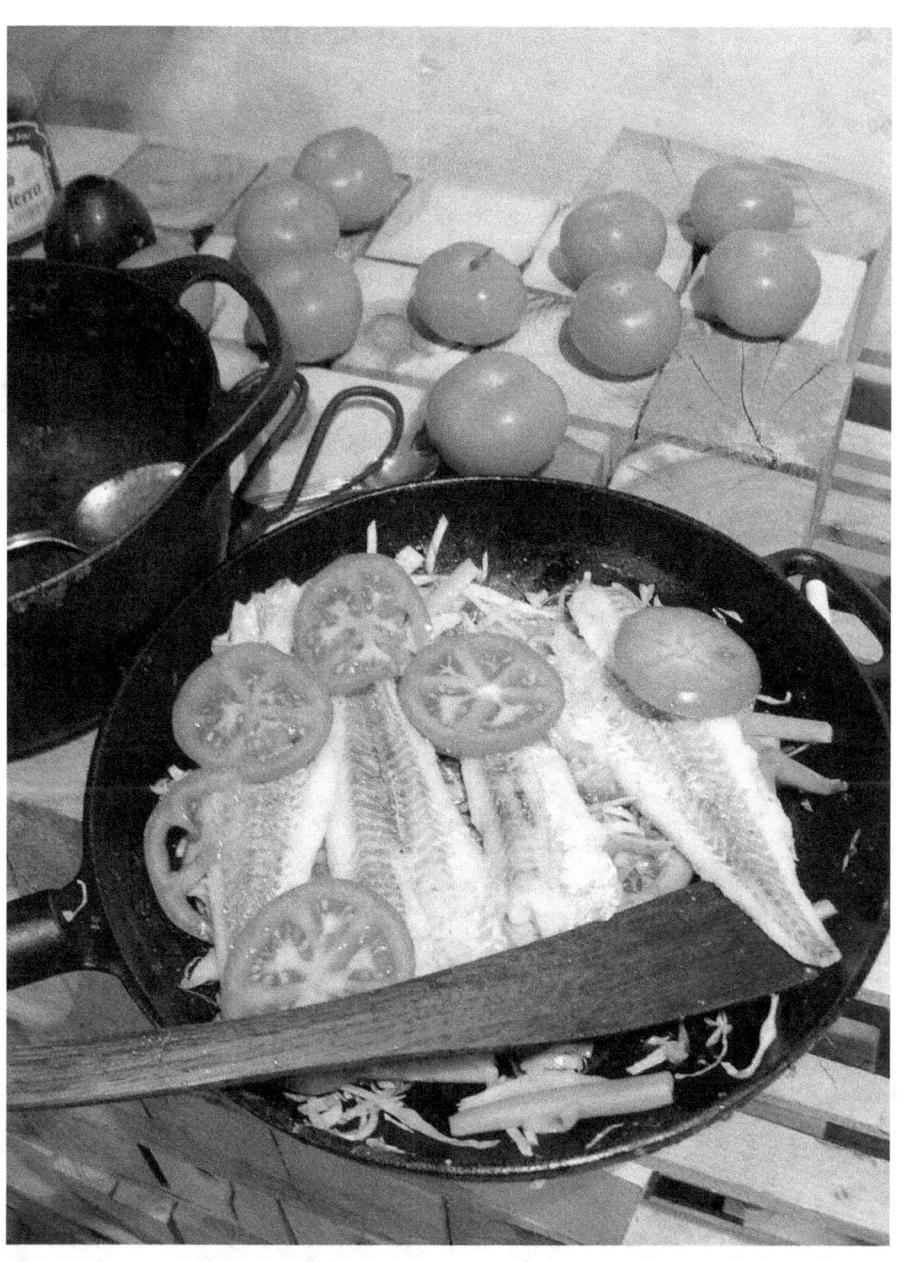

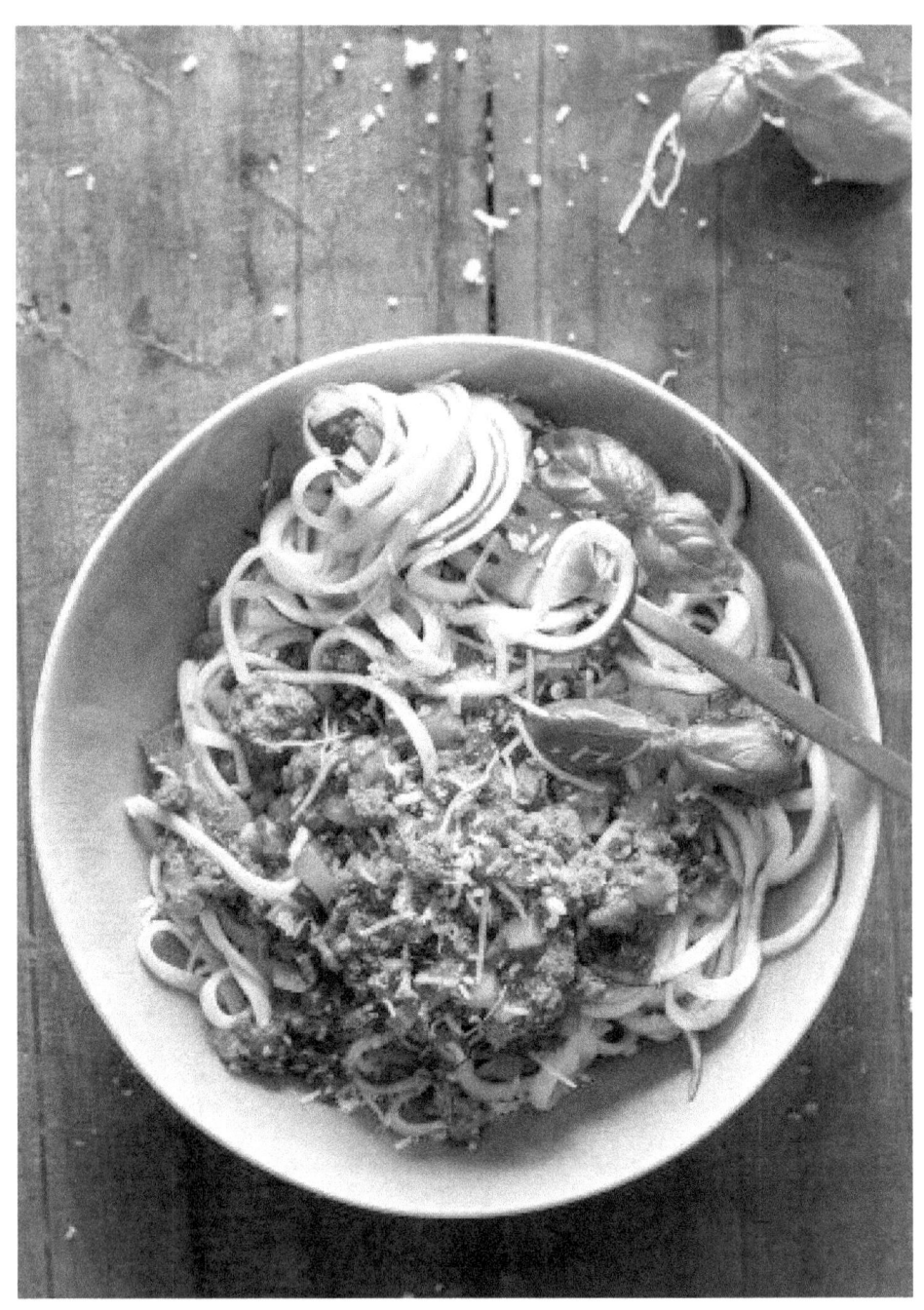

COTES LEVEES FUMEES AVEC SAUCE AUX POMMES ET A LA MOUTARDE

PLONGER:1 heure de repos : 15 minutes Fumé : 4 heures Cuisson : 20 minutes Utilisation : 4 portions<u>LA PHOTOGRAPHIE</u>

SAVEUR RICHE ET TEXTURE CHARNUE.LES COTES LEVEES FUMEES NECESSITENT QUELQUE CHOSE DE FRAIS ET DE CROQUANT POUR L'ACCOMPAGNER. PRESQUE N'IMPORTE QUELLE SALADE FERA L'AFFAIRE, MAIS LA SALADE DE FENOUIL (VOIR<u>RECETTE</u>ET SUR LA PHOTO<u>ICI</u>), EST PARTICULIEREMENT BON.

COTES
- 8 à 10 morceaux de bois de pommier ou de noyer
- 3 à 3½ livres de côtes de porc
- ¼ tasse d'épices fumées (voir<u>recette</u>)

PLONGER
- 1 pomme à cuire moyenne, pelée, évidée et tranchée finement
- ¼ tasse d'oignon haché
- ¼ tasse d'eau
- ¼ tasse de vinaigre de cidre
- 2 cuillères à soupe de moutarde de dijon (voir<u>recette</u>)
- 2 à 3 cuillères à soupe d'eau

1. Au moins 1 heure avant de fumer, faites tremper les copeaux de bois dans suffisamment d'eau pour les recouvrir. Égoutter avant utilisation. Enlevez le gras visible des côtes. Si nécessaire, retirez la fine membrane à l'arrière des côtes. Placer les côtes dans une grande casserole peu profonde. Saupoudrer uniformément

d'épices fumées; frotter avec les doigts. Laisser reposer à température ambiante pendant 15 minutes.

2. Placez le charbon préchauffé, les copeaux de bois égouttés et un récipient d'eau dans le fumoir selon les instructions du fabricant. Versez de l'eau dans la casserole. Placer les côtes, côté os vers le bas, sur une grille au-dessus d'un bol d'eau. (Ou placez les côtes levées sur une grille; placez la grille à côtes levées sur la grille.) Couvrez et fumez pendant 2 heures. Maintenez une température de fumage d'environ 225 °F en tout temps pendant que vous fumez. Ajouter plus de charbon de bois et d'eau au besoin pour maintenir la température et l'humidité.

3. Pendant ce temps, pour la sauce vadrouille, mélanger les tranches de pomme, l'oignon et ¼ tasse d'eau dans une petite casserole. Porter à ébullition; réduire la chaleur. Couvrir et cuire à feu doux de 10 à 12 minutes ou jusqu'à ce que les tranches de pomme soient tendres, en remuant de temps à autre. Laisser refroidir légèrement; transférer la pomme et l'oignon non égouttés dans un robot culinaire ou un mélangeur. Couvrir et traiter ou mélanger jusqu'à consistance lisse. Remettre la purée dans la marmite. Ajouter le vinaigre et la moutarde de Dijon. Cuire à feu moyen-doux pendant 5 minutes en remuant de temps en temps. Ajouter 2 à 3 cuillères à soupe d'eau (ou plus au besoin) pour donner à la sauce la consistance d'une vinaigrette. Diviser la sauce en trois.

4. Au bout de 2 heures, enrober généreusement les côtes avec un tiers de la sauce vadrouille. Couvrez et fumez encore 1 heure. Badigeonner à nouveau avec le deuxième tiers de la sauce vadrouille. Enveloppez chaque morceau de côtes dans du papier d'aluminium épais et remettez les côtes dans le fumoir, en les empilant les unes sur les autres si nécessaire. Couvrir et fumer encore 1h à 1h30 ou jusqu'à ce que les côtes soient tendres. *

5. Déballer les côtes levées et les enrober du tiers restant de la sauce vadrouille. Pour servir, couper les côtes entre les os.

*Astuce : pour vérifier si les côtes sont tendres, retirez délicatement le papier d'aluminium de l'une des plaques de côtes. Soulevez le panneau nervuré avec une paire de pinces, en tenant le panneau par le quart supérieur du panneau. Retournez le pavé de côtes de manière à ce que le côté charnu soit orienté vers le bas. Si les côtes sont molles, la planche devrait commencer à s'effondrer lorsque vous la ramassez. S'il n'est pas tendre, enveloppez-le dans du papier d'aluminium et continuez à fumer les côtes jusqu'à ce qu'elles soient tendres.

COTES DE PORC GRILLEES AVEC SALADE D'ANANAS FRAIS

DEVOIRS:Cuisson 20 minutes : Cuisson 8 minutes : 1 heure 15 minutes Utilisation : 4 portions

LES COTES DE PORC CAMPAGNARDES SONT CHARNUES,BON MARCHE ET S'ILS SONT TRAITES DE LA BONNE FAÇON, COMME LA CUISSON LENTE ET LE MIJOTAGE DANS BEAUCOUP DE SAUCE BARBECUE, ILS RAMOLLISSENT AU POINT DE FONDRE.

2 livres de côtes de porc de style campagnard désossées

¼ cuillère à café de poivre noir

1 cuillère à soupe d'huile de noix de coco raffinée

½ tasse de jus d'orange frais

1½ tasse de sauce BBQ (voir recette)

3 tasses de chou vert et/ou de chou rouge haché

1 tasse de carotte râpée

2 tasses d'ananas finement haché

⅓ tasse de vinaigrette brillante aux agrumes (voir recette)

sauce barbecue (voir recette) (facultatif)

1. Préchauffer le four à 350 °F. Saupoudrer le porc de poivre. Faire chauffer l'huile de noix de coco dans une très grande poêle à feu moyen. Ajouter les côtes de porc; cuire de 8 à 10 minutes ou jusqu'à ce qu'ils soient dorés, en brunissant uniformément. Disposer les côtes dans un plat de cuisson rectangulaire de 3 pintes.

2. Pour la sauce, ajouter le jus d'orange dans la poêle, en remuant pour gratter les morceaux dorés. Ajouter 1½ tasse de sauce barbecue. Verser la sauce sur les côtes.

Tourner les côtes pour les enrober de sauce (si nécessaire, utiliser un pinceau à pâtisserie pour badigeonner la sauce sur les côtes). Couvrez bien le plat de cuisson avec du papier d'aluminium.

3. Cuire les côtes pendant 1 heure. Retirer le papier d'aluminium et badigeonner les côtes avec la sauce du plat de cuisson. Cuire au four pendant 15 minutes supplémentaires ou jusqu'à ce que les côtes soient tendres et dorées et que la sauce ait légèrement épaissi.

4. Pendant ce temps, pour la salade d'ananas, mélanger le chou, les carottes, l'ananas et la vinaigrette brillante aux agrumes. Couvrir et réfrigérer jusqu'au moment de servir.

5. Servir les côtes levées avec de la salade et, si désiré, de la sauce BBQ supplémentaire.

RAGOUT DE PORC EPICE

DEVOIRS : 20 minutes Cuisson : 40 minutes Utilisation : 6 portions

CE RAGOUT EST SERVI A LA HONGROISESUR UN LIT DE CHOU CROUSTILLANT A PEINE FANE POUR UN PLAT. ÉCRASEZ LES GRAINES DE CUMIN DANS UN PILON ET UN MORTIER SI VOUS AVEZ LA MAIN. SINON, ECRASEZ-LES AVEC LE COTE LARGE D'UN COUTEAU DE CHEF EN APPUYANT DOUCEMENT SUR LE COUTEAU AVEC VOTRE POING.

GOULACHE
- 1½ livre de porc haché
- 2 tasses de poivrons rouges, oranges et/ou jaunes hachés
- ¾ tasse d'oignon rouge finement haché
- 1 petit piment rouge frais, épépiné et haché finement (voir biais)
- 4 cuillères à café d'épices fumées (voir recette)
- 1 cuillère à café de graines de cumin broyées
- ¼ cuillère à café de marjolaine moulue ou d'origan
- 1 boîte de 14 onces de tomates non salées et en dés ajoutées, non égouttées
- 2 cuillères à soupe de vinaigre de vin rouge
- 1 cuillère à soupe de zeste de citron finement râpé
- ⅓ tasse de persil frais haché

CHOU
- 2 cuillères à soupe d'huile d'olive
- 1 oignon moyen, tranché
- 1 chou vert ou violet, épépiné et tranché finement

1. Pour le ragoût, faites cuire le porc haché, le poivron et l'oignon dans une grande poêle à feu moyen-vif pendant 8 à 10 minutes, ou jusqu'à ce que le porc ne soit plus rosé et que les légumes soient tendres et croquants, en remuant avec un cuillère en bois. casser la viande. Égouttez la graisse. Réduire le feu à doux; ajouter le piment rouge, les épices fumées, les graines de cumin et la marjolaine. Couvrir et cuire 10 minutes. Ajouter les tomates non égouttées et le vinaigre. Porter à ébullition; réduire la chaleur. Couvrir et cuire à feu doux pendant 20 minutes.

2. Pendant ce temps, pour le chou, dans une très grande poêle, chauffer l'huile à feu moyen. Ajouter l'oignon et cuire jusqu'à ce qu'il soit ramolli, environ 2 minutes. Ajouter le chou; remuer pour combiner. Réduire le feu à doux. cuire environ 8 minutes ou jusqu'à ce que le chou soit tendre, en remuant de temps à autre.

3. Pour servir, versez une partie du mélange de chou dans une assiette. Verser sur le ragoût et saupoudrer de zeste de citron et de persil.

BOULETTES DE VIANDE DE SAUCISSE MARINARA ITALIENNE AVEC FENOUIL TRANCHE ET OIGNONS SAUTES

DEVOIRS : Cuire pendant 30 minutes : Cuire pendant 30 minutes : 40 minutes Utilisations : 4 à 6 repas

CETTE RECETTE EST UN EXEMPLE RAREPRODUIT EN CONSERVE QUI FONCTIONNE AUSSI BIEN, SINON MIEUX, QUE LA VERSION FRAICHE. À MOINS QUE VOUS N'AYEZ DES TOMATES TRES, TRES MURES, VOUS N'OBTIENDREZ PAS UNE AUSSI BONNE CONSISTANCE DE SAUCE AVEC DES TOMATES FRAICHES QU'AVEC DES TOMATES EN CONSERVE. ASSUREZ-VOUS SIMPLEMENT D'UTILISER UN PRODUIT SANS SEL AJOUTE ET, MIEUX ENCORE, BIOLOGIQUE.

BOULETTES DE VIANDE
- 2 gros œufs
- ½ tasse de farine d'amande
- 8 gousses d'ail hachées
- 6 cuillères à soupe de vin blanc sec
- 1 cuillère à soupe de paprika
- 2 cuillères à café de poivre noir
- 1 cuillère à café de graines de fenouil, légèrement écrasées
- 1 cuillère à café d'origan séché, broyé
- 1 cuillère à café de thym séché, moulu
- ¼ à ½ cuillère à café de poivre de Cayenne
- 1½ livre de porc haché

MARINARA
- 2 cuillères à soupe d'huile d'olive

2 boîtes de 15 onces de tomates concassées sans sel ajouté ou une boîte de 28 onces de tomates concassées sans sel ajouté

½ tasse de basilic frais haché

3 bulbes de fenouil moyens, coupés en deux, évidés et tranchés finement

Coupez 1 gros oignon doux en deux et coupez-le en fines tranches

1. Préchauffer le four à 375 °F. Tapisser une grande plaque à pâtisserie à rebords de papier parchemin; Mettre de côté. Dans un grand bol, mélanger les œufs, la farine d'amande, 6 gousses d'ail hachées, 3 cuillères à soupe de vin, le paprika, 1 ½ cuillère à café de poivre noir, les graines de fenouil, l'origan, le thym et le poivre de Cayenne. Ajouter le porc; bien mélanger. Façonner le mélange de porc en boulettes de viande de 1½ pouce (vous devriez avoir environ 24 boulettes de viande); déposer en une seule couche sur la plaque à pâtisserie préparée. Cuire au four environ 30 minutes ou jusqu'à ce qu'ils soient légèrement dorés, en les retournant une fois pendant la cuisson.

2. Pendant ce temps, pour la sauce marinara, faites chauffer 1 cuillère à soupe d'huile d'olive dans un four hollandais de 4 à 6 pintes. Ajouter les 2 gousses d'ail hachées restantes; cuire environ 1 minute ou jusqu'à ce qu'ils commencent à dorer. Ajoutez rapidement les 3 cuillères à soupe de vin restantes, la purée de tomates et le basilic. Porter à ébullition; réduire la chaleur. Laisser mijoter à découvert pendant 5 minutes. Placer délicatement les boulettes de viande cuites dans la

sauce marinara. Couvrir et cuire à feu doux pendant 25 à 30 minutes.

3. Pendant ce temps, dans une grande poêle, chauffer la cuillère à soupe d'huile d'olive restante à feu moyen-vif. Ajouter le fenouil et l'oignon émincés. Cuire de 8 à 10 minutes ou jusqu'à ce qu'ils soient tendres et légèrement dorés, en remuant souvent. Assaisonnez avec la ½ cuillère à café de poivre noir restante. Servir les boulettes de viande et la sauce marinara sur le fenouil et les oignons frits.

BARQUETTES DE COURGETTES FARCIES AU PORC AU BASILIC ET PIGNONS DE PIN

DEVOIRS:Cuisson 20 minutes : Cuisson 22 minutes : 20 minutes
Utilisation : 4 portions

LES ENFANTS VONT ADORER CE PLAT AMUSANTCOURGETTES EVIDEES FARCIES DE PORC HACHE, TOMATE ET POIVRON. SI DESIRE, AJOUTER 3 CUILLERES A SOUPE DE PESTO DE BASILIC (VOIRRECETTE) A LA PLACE DU BASILIC FRAIS, DU PERSIL ET DES PIGNONS DE PIN.

- 2 courgettes moyennes
- 1 cuillère à soupe d'huile d'olive extra vierge
- 12 onces de porc haché
- ¾ tasse d'oignon haché
- 2 gousses d'ail hachées
- 1 tasse de tomates hachées
- ⅔ tasse de poivron jaune ou orange finement haché
- 1 cuillère à café de graines de fenouil, légèrement écrasées
- ½ cuillère à café de piment rouge moulu
- ¼ tasse de basilic frais haché
- 3 cuillères à soupe de persil frais coupé en lanières
- 2 cuillères à soupe de pignons de pin frits (voirbiais) et haché grossièrement
- 1 cuillère à café de zeste de citron finement râpé

1. Préchauffer le four à 350 °F. Couper les courgettes en deux dans le sens de la longueur et gratter délicatement le centre en laissant une peau épaisse de ¼ de pouce. Coupez la pulpe de courge en gros morceaux et

réservez. Placer les moitiés de courgettes, côté coupé vers le haut, sur une plaque à pâtisserie tapissée de papier d'aluminium.

2. Pour la garniture, dans une grande poêle, faire chauffer l'huile d'olive à feu moyen. Ajouter le porc haché; cuire jusqu'à ce qu'il ne soit plus rosé, en remuant avec une cuillère en bois pour défaire la viande. Égouttez la graisse. Réduire le feu à moyen. Ajouter la pulpe de courgette réservée, l'oignon et l'ail; cuire et remuer environ 8 minutes ou jusqu'à ce que l'oignon ramollisse. Ajouter les tomates, le poivron, les graines de fenouil et le piment rouge moulu. Cuire environ 10 minutes ou jusqu'à ce que les tomates soient tendres et commencent à s'effondrer. Retirez la casserole du feu. Ajouter le basilic, le persil, les pignons et le zeste de citron. Divisez la garniture entre les coquilles de courgettes, faites une petite colline. Cuire au four de 20 à 25 minutes ou jusqu'à ce que la peau des courgettes soit croustillante.

BOLS DE NOUILLES AU CURRY, AU PORC, A L'ANANAS, AU LAIT DE COCO ET AUX HERBES

DEVOIRS:Cuisson 30 minutes : Cuisson 15 minutes : 40 minutes Utilisation : 4 portions<u>LA PHOTOGRAPHIE</u>

- 1 grosse courge spaghetti
- 2 cuillères à soupe d'huile de noix de coco raffinée
- 1 livre de porc haché
- 2 cuillères à soupe de ciboulette finement ciselée
- 2 cuillères à soupe de jus de citron vert frais
- 1 cuillère à soupe de gingembre frais moulu
- 6 gousses d'ail hachées
- 1 cuillère à soupe de citronnelle moulue
- 1 cuillère à soupe de curry rouge façon thaï sans sel ajouté
- 1 tasse de poivron rouge haché
- 1 tasse d'oignon haché
- ½ tasse de carottes en julienne
- 1 mini bok choy, tranché (3 tasses)
- 1 tasse de champignons frais tranchés
- 1 ou 2 piments oiseaux thaïlandais, tranchés finement (voir<u>biais</u>)
- 1 boîte de 13,5 onces de lait de coco ordinaire (comme Nature's Way)
- ½ tasse de bouillon d'os de poulet (voir<u>recette</u>) ou soupe de poulet sans sel ajouté
- ¼ tasse de jus d'ananas frais
- 3 cuillères à soupe de beurre de cajou non salé sans huile ajoutée

1 tasse d'ananas frais coupé en dés
Tranches de citrons
Coriandre fraîche, menthe et/ou basilic thaï
Noix de cajou grillées hachées

1. Préchauffer le four à 400°F. Cuire les spaghettis au micro-ondes à puissance élevée pendant 3 minutes. Coupez délicatement la courge en deux dans le sens de la longueur et retirez les graines. Frotter 1 cuillère à soupe d'huile de noix de coco sur les côtés coupés de la courge. Placer les moitiés de courgettes côté coupé vers le bas sur une plaque à pâtisserie. Cuire au four de 40 à 50 minutes ou jusqu'à ce que la courge puisse être facilement percée avec un couteau. Grattez la viande des peaux avec les dents d'une fourchette et réservez au chaud jusqu'au moment de servir.

2. Entre-temps, dans un bol moyen, mélanger le porc, les oignons verts, le jus de lime, le gingembre, l'ail, la citronnelle et la poudre de cari; bien mélanger. Dans une très grande poêle, chauffer la cuillère à soupe d'huile de noix de coco restante à feu moyen-vif. Ajouter le mélange de porc; cuire jusqu'à ce qu'il ne soit plus rosé, en remuant avec une cuillère en bois pour défaire la viande. Ajouter le poivron, l'oignon et la carotte; cuire et remuer environ 3 minutes ou jusqu'à ce que les légumes deviennent croustillants et ramollis. Ajouter le bok choy, les champignons, les piments, le lait de coco, le bouillon d'os de poulet, le jus d'ananas et le beurre de noix de cajou. Porter à ébullition; réduire la chaleur. Ajouter l'ananas; laisser mijoter à découvert jusqu'à ce que le tout soit bien chaud.

3. Pour servir, répartir la courge spaghetti dans quatre bols de service. Servir le porc au curry sur la citrouille. Servir avec des quartiers de citron, des herbes et des noix de cajou.

EMPANADAS EPICEES AU PORC GRILLE AVEC SALADE DE CONCOMBRE EPICEE

DEVOIRS:Grillé 30 minutes : 10 minutes repos : 10 minutes
Utilisations : 4 portions

SALADE DE CONCOMBRE CROUSTILLANTAROMATISE A LA MENTHE FRAICHE, C'EST UNE GARNITURE RAFRAICHISSANTE ET DESALTERANTE POUR LES BURGERS DE PORC EPICES.

- ⅓ tasse d'huile d'olive
- ¼ tasse de menthe fraîche hachée
- 3 cuillères à soupe de vinaigre de vin blanc
- 8 gousses d'ail hachées
- ¼ cuillère à café de poivre noir
- 2 concombres moyens, coupés en tranches très fines
- 1 petit oignon, tranché finement (environ ½ tasse)
- 1¼ à 1½ livre de porc haché
- ¼ tasse de coriandre fraîche hachée
- 1 à 2 piments jalapeno ou serrano frais de taille moyenne, épépinés (facultatif) et hachés finement (voir<u>biais</u>)
- 2 poivrons rouges moyens, épépinés et coupés en quartiers
- 2 cuillères à café d'huile d'olive

1. Dans un grand bol, mélanger ⅓ tasse d'huile d'olive, la menthe, le vinaigre, 2 gousses d'ail hachées et le poivre noir. Ajouter les tranches de concombre et les oignons. Remuer jusqu'à ce qu'il soit bien enrobé. Couvrir et réfrigérer jusqu'au moment de servir, en remuant une ou deux fois.

2. Dans un grand bol, mélanger le porc, la coriandre, le piment et les 6 gousses d'ail hachées restantes. Façonner en quatre galettes de ¾ de pouce d'épaisseur. Enduisez légèrement les quartiers de poivrons de 2 cuillères à café d'huile d'olive.

3. Pour un gril au charbon de bois ou au gaz, placer les galettes et les quartiers de poivrons directement à feu moyen. Couvrir et griller jusqu'à ce qu'un thermomètre à lecture instantanée inséré dans les côtés des galettes de porc enregistre 160 ° F et que les quartiers de poivron soient tendres et légèrement carbonisés, en retournant les galettes et les quartiers de poivron à mi-cuisson. Compter 10 à 12 minutes pour les galettes et 8 à 10 minutes pour les poivrons en quartiers.

4. Lorsque les quartiers de poivrons sont prêts, enveloppez-les dans un morceau de papier d'aluminium pour les recouvrir complètement. Laisser reposer environ 10 minutes ou jusqu'à ce qu'il soit suffisamment froid pour être manipulé. Retirez délicatement la peau des poivrons avec un couteau bien aiguisé. Couper finement les quartiers de poivron dans le sens de la longueur.

5. Pour servir, mélanger la salade de concombre et répartir uniformément sur quatre grandes assiettes de service. Ajouter une galette de porc dans chaque assiette. Disposez uniformément les tranches de poivron rouge sur les galettes.

PIZZA AUX COURGETTES AVEC PESTO DE TOMATES SECHEES, POIVRONS ET SAUCISSES ITALIENNES

DEVOIRS:Cuisson 30 minutes : Cuisson 15 minutes : 30 minutes Utilisation : 4 portions

C'EST UNE PIZZA AU COUTEAU ET A LA FOURCHETTE.ASSUREZ-VOUS D'APPUYER DOUCEMENT SUR LA SAUCISSE ET LE POIVRE DANS LA CROUTE RECOUVERTE DE PESTO AFIN QUE LA GARNITURE ADHERE SUFFISAMMENT POUR TRANCHER PARFAITEMENT LA PIZZA.

- 2 cuillères à soupe d'huile d'olive
- 1 cuillère à soupe d'amandes finement moulues
- 1 gros oeuf, légèrement battu
- ½ tasse de farine d'amande
- 1 cuillère à soupe d'origan frais coupé en lanières
- ¼ cuillère à café de poivre noir
- 3 gousses d'ail hachées
- 3½ tasses de courgettes râpées (2 moyennes)
- saucisse italienne (voir recette, sous, ci-dessous)
- 1 cuillère à soupe d'huile d'olive extra vierge
- 1 poivron (jaune, rouge ou la moitié de chaque), épépiné et coupé en très fines lanières
- 1 petit oignon finement haché
- Pesto de tomates séchées (voir recette, sous, ci-dessous)

1. Préchauffer le four à 425 °F. Enduire une plaque à pizza de 12 pouces de 2 cuillères à soupe d'huile d'olive. Saupoudrer d'amandes moulues; Mettre de côté.

2. Pour la base, mélanger l'œuf, la farine d'amande, l'origan, le poivre noir et l'ail dans un grand bol. Placez les courgettes râpées sur une serviette propre ou un morceau de gaze. bien envelopper

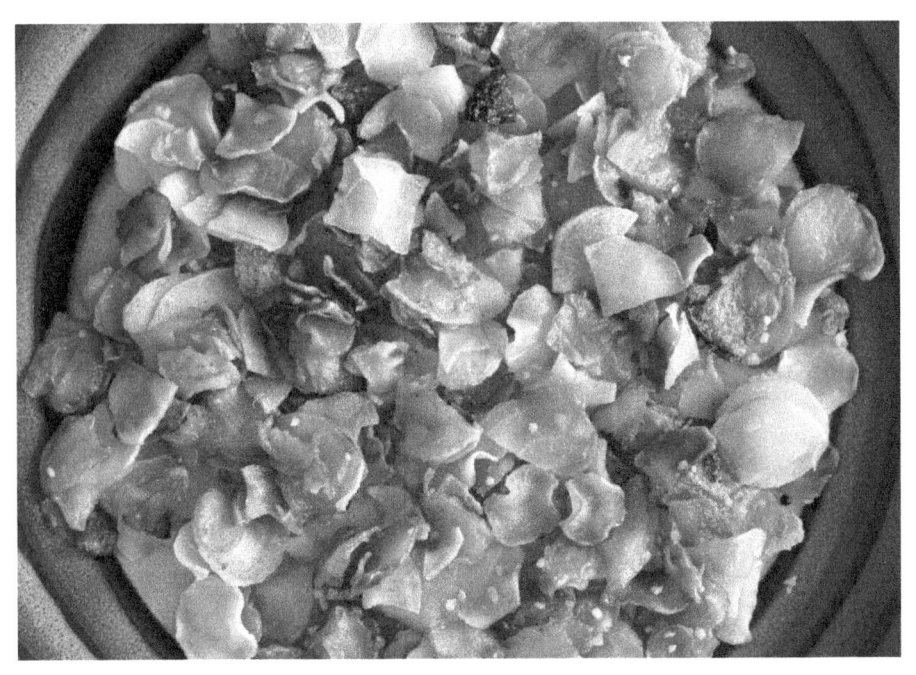

GIGOT D'AGNEAU FUME AU CITRON ET CORIANDRE AVEC ASPERGES GRILLEES

PLONGER:30 minutes préparation : 20 minutes cuisson : 45 minutes repos : 10 minutes Utilisation : 6 à 8 portions

SIMPLE MAIS ELEGANT, CE PLAT L'ADEUX INGREDIENTS QUI PRENNENT VIE AU PRINTEMPS : L'AGNEAU ET LES ASPERGES. LA TORREFACTION DES GRAINES DE CORIANDRE DONNE UNE SAVEUR CHAUDE, TERREUSE ET LEGEREMENT ACIDULEE.

- 1 tasse de copeaux de hickory
- 2 cuillères à soupe de graines de coriandre
- 2 cuillères à soupe de zeste de citron finement râpé
- 1½ cuillères à café de poivre noir
- 2 cuillères à soupe de thym frais, coupé en lanières
- 1 gigot d'agneau désossé de 2 à 3 livres
- 2 bottes d'asperges fraîches
- 1 cuillère à soupe d'huile d'olive
- ¼ cuillère à café de poivre noir
- 1 citron coupé en quartiers

1. Au moins 30 minutes avant de fumer, faites tremper les flocons de hickory dans un bol avec suffisamment d'eau pour les recouvrir; Mettre de côté. Entre-temps, dans une petite poêle, faire griller les graines de coriandre à feu moyen pendant environ 2 minutes ou jusqu'à ce qu'elles soient parfumées et croquantes, en remuant souvent. Retirer les graines de la poêle; laissez refroidir. Lorsque les graines sont froides, écrasez-les dans un mortier et un pilon (ou placez les graines sur une

planche à découper et écrasez-les avec le dos d'une cuillère en bois). Dans un petit bol, mélanger les graines de coriandre broyées, le zeste de citron, 1½ cuillère à café de piment de la Jamaïque et le thym; Mettre de côté.

2. Retirez le filet du rôti d'agneau, le cas échéant. Sur le plan de travail, ouvrir le rôti côté gras vers le bas. Saupoudrer la moitié du mélange d'épices sur la viande; frotter avec les doigts. Rouler le rôti et l'attacher avec quatre à six morceaux de ficelle de cuisine 100 % coton. Saupoudrer le reste du mélange d'épices sur l'extérieur du rôti, en appuyant légèrement pour faire adhérer.

3. Pour un gril au charbon de bois, placez les charbons à feu moyen autour d'un récipient pour recueillir le liquide. Essayez-le à feu moyen dans une casserole. Saupoudrer les copeaux de bois égouttés sur les braises. Mettez l'agneau rôti sur le gril sur une plaque à pâtisserie. Couvrir et fumer pendant 40 à 50 minutes à feu moyen (145°F). (Pour le gril à gaz, préchauffer le gril. Réduire le feu à moyen. Régler pour la cuisson indirecte. Fumer comme ci-dessus, sauf ajouter les copeaux de bois égouttés selon les instructions du fabricant.) Couvrir le rôti de papier d'aluminium. Laisser reposer 10 minutes avant de couper.

4. Pendant ce temps, coupez les extrémités ligneuses des asperges. Dans un grand bol, mélanger les asperges avec l'huile d'olive et ¼ de cuillère à café de poivre. Disposez les asperges autour des bords extérieurs du gril, directement sur les braises et perpendiculairement

à la grille du gril. Couvrir et griller pendant 5 à 6 minutes jusqu'à ce qu'ils soient croustillants. Pressez les tranches de citron sur les asperges.

5. Lorsque vous faites rôtir de l'agneau, retirez le fil et coupez la viande en fines tranches. Servir la viande avec des asperges rôties.

FONDUE D'AGNEAU

DEVOIRS : 30 minutes Cuisson : 2 heures 40 minutes Utilisation : 4 portions

RECHAUFFEZ-VOUS AVEC CE DELICIEUX RAGOUT PAR UNE NUIT D'AUTOMNE OU D'HIVER. LE RAGOUT EST SERVI SUR UNE PUREE VELOUTEE DE CELERI-RAVE ET DE PANAIS ASSAISONNEE DE MOUTARDE DE DIJON, DE CREME DE CAJOU ET DE CIBOULETTE. REMARQUE : LA RACINE DE CELERI EST PARFOIS APPELEE CELERI-RAVE.

- 10 grains de poivre noir
- 6 feuilles de sauge
- 3 piments entiers
- 2 bandes de zeste d'orange de 2 pouces
- 2 kilos d'épaule d'agneau désossée
- 3 cuillères à soupe d'huile d'olive
- 2 oignons moyens, hachés grossièrement
- 1 boîte de 14,5 onces de tomates non salées et en dés ajoutées, non égouttées
- 1½ tasse de bouillon d'os de bœuf (voir recette) ou soupe de bœuf sans sel ajouté
- ¾ tasse de vin blanc sec
- 3 grosses gousses d'ail, hachées et pelées
- 2 livres de céleri-rave, pelé et coupé en cubes de 1 pouce
- 6 panais moyens, pelés et coupés en quartiers de 1 pouce (environ 2 livres)
- 2 cuillères à soupe d'huile d'olive
- 2 cuillères à soupe de crème de cajou (voir recette)
- 1 cuillère à soupe de moutarde de dijon (voir recette)

¼ tasse de ciboulette hachée

1. Pour la garniture du bouquet, coupez un carré de gaze de 7 pouces. Disposez les grains de poivre, la sauge, le piment de la Jamaïque et le zeste d'orange au milieu de l'étamine. Soulevez les coins de l'étamine et attachez fermement avec de la ficelle de cuisine 100 % coton propre. Mettre de côté.

2. Enlevez le gras de l'épaule d'agneau; couper l'agneau en morceaux de 1 pouce. Faire chauffer 3 cuillères à soupe d'huile d'olive au four à feu moyen. Faire frire l'agneau, par portions si nécessaire, dans l'huile chaude jusqu'à ce qu'il soit doré; Retirer du récipient et réserver au chaud. Ajouter l'oignon dans la poêle; cuire de 5 à 8 minutes ou jusqu'à ce qu'ils soient tendres et légèrement dorés. Ajouter le bouquet garni, les tomates non égouttées, 1¼ tasse de bouillon d'os de bœuf, le vin et l'ail. Porter à ébullition; réduire la chaleur. Couvrir et cuire à feu doux pendant 2 heures en remuant de temps en temps. Retirer et jeter le bouquet garni.

3. Pendant ce temps, pour la purée, mettre le céleri-rave et les panais dans une grande marmite; couvrir d'eau. Porter à ébullition à feu moyen-vif; réduire le feu à doux. Couvrir et laisser mijoter de 30 à 40 minutes ou jusqu'à ce que les légumes soient tendres lorsqu'on les pique avec une fourchette. Pour le drainage; placer les légumes dans un robot culinaire. Ajouter le ¼ tasse de bouillon d'os de boeuf restant et 2 cuillères à soupe d'huile; Pulser jusqu'à ce que la purée soit presque lisse mais ait encore une certaine texture, en s'arrêtant une ou deux fois pour racler les côtés. Transférer la purée

dans un bol. Ajouter la crème de cajou, la moutarde et les oignons verts.

4. Pour servir, répartissez la purée dans quatre bols; garnir de la marmite d'agneau.

RAGOUT D'AGNEAU AUX NOUILLES DE CELERI-RAVE

DEVOIRS:Cuisson en 30 minutes : 1 heure et 30 minutes
Utilisation : 6 portions

LA RACINE DE CELERI PREND UN ASPECT COMPLETEMENT DIFFERENT.MEILLEUR DANS CE RAGOUT QUE DANS UNE MARMITE D'AGNEAU CHAUDE (VOIR<u>RECETTE</u>). UNE TRANCHEUSE A MANDOLINE EST UTILISEE POUR FAIRE DE TRES FINES LAMELLES DE RACINE SUCREE AU GOUT DE NOISETTE. LES "NOUILLES" SONT CUITES DANS UN RAGOUT JUSQU'A CE QU'ELLES SOIENT TENDRES.

- 2 cuillères à café d'épices au citron (voir<u>recette</u>)
- 1½ livre de ragoût d'agneau, coupé en cubes de 1 pouce
- 2 cuillères à soupe d'huile d'olive
- 2 tasses d'oignon haché
- 1 tasse de carottes hachées
- 1 tasse de betteraves coupées en dés
- 1 cuillère à soupe d'ail haché (6 gousses)
- 2 cuillères à soupe de concentré de tomate sans sel
- ½ tasse de vin rouge sec
- 4 tasses de bouillon d'os de bœuf (voir<u>recette</u>) ou soupe de bœuf sans sel ajouté
- 1 feuille de laurier
- 2 tasses de courge musquée en dés de 1 pouce
- 1 tasse d'aubergines en dés
- 1 livre de céleri-rave, pelé
- persil frais haché

1. Préchauffer le four à 250 °F. Saupoudrer l'assaisonnement au citron uniformément sur l'agneau. Remuer délicatement pour enrober. Chauffez un four hollandais de 6 à 8 pintes à feu moyen-vif. Ajouter 1 cuillère à soupe d'huile d'olive et la moitié de l'agneau au four hollandais assaisonné. Frire la viande de tous les côtés dans l'huile chaude; Transférer la viande dorée dans une assiette et répéter avec le reste de l'agneau et de l'huile d'olive. Réduire le feu à moyen.

2. Ajouter les oignons, les carottes et les navets dans la casserole. Cuire et remuer les légumes pendant 4 minutes; ajouter l'ail et la pâte de tomate et cuire encore 1 minute. Ajouter le vin rouge, le bouillon d'os de bœuf, la feuille de laurier, la viande restante et les jus accumulés dans la casserole. Porter le mélange à ébullition. Couvrir et placer le four dans le four préchauffé. Cuire au four pendant 1 heure. Ajouter le potiron et l'aubergine. Remettre au four et cuire encore 30 minutes.

3. Pendant que le ragoût est au four, trancher très finement le céleri-rave à l'aide d'une mandoline. Couper les tranches de céleri-rave en lanières de ½ pouce de largeur. (Vous devriez avoir environ 4 tasses.) Incorporer les lanières de céleri-rave au ragoût. Laisser mijoter environ 10 minutes ou jusqu'à tendreté. Retirez et jetez la feuille de laurier avant de servir le ragoût. Saupoudrer chaque portion de persil haché.

COTELETTES D'AGNEAU SAUCE EPICEE A LA GRENADE ET AUX DATTES

DEVOIRS:Cuire pendant 10 minutes : Refroidir pendant 18 minutes : 10 minutes Utilisations : 4 portions

LE TERME "FRANÇAIS" FAIT REFERENCE A LA COTEDONT LA GRAISSE, LA VIANDE ET LE TISSU CONJONCTIF ONT ETE RETIRES AVEC UN COUTEAU DE CUISINE BIEN AIGUISE. C'EST UNE PRESENTATION ATTRAYANTE. DEMANDEZ A VOTRE BOUCHER DE LE FAIRE OU VOUS POUVEZ LE FAIRE VOUS-MEME.

CHUTNEY
- ½ tasse de jus de grenade non sucré
- 1 cuillère à soupe de jus de citron frais
- 1 échalote, pelée et finement tranchée en rondelles
- 1 cuillère à café de zeste d'orange finement râpé
- ⅓ tasse de dattes Medjool hachées
- ¼ cuillère à café de piment rouge moulu
- ¼ tasse d'églantier*
- 1 cuillère à soupe d'huile d'olive
- 1 cuillère à soupe de persil italien (plat) frais haché

COTELETTES D'AGNEAU
- 2 cuillères à soupe d'huile d'olive
- 8 côtes d'agneau françaises

1. Pour la sauce piquante, combiner le jus de grenade, le jus de citron et les échalotes dans une petite casserole. Porter à ébullition; réduire la chaleur. Laisser mijoter à

découvert pendant 2 minutes. Ajouter le zeste d'orange, les dattes et le piment rouge moulu. Laisser reposer jusqu'à refroidissement, environ 10 minutes. Ajouter la grenade, 1 cuillère à soupe d'huile d'olive et le persil. Laisser reposer à température ambiante jusqu'au moment de servir.

2. Pour les côtelettes, chauffer 2 cuillères à soupe d'huile d'olive dans une grande poêle à feu moyen. En travaillant par lots, ajouter les côtelettes à la poêle et cuire de 6 à 8 minutes à feu moyen (145°F), en retournant une fois. Verser la sauce piquante sur les côtelettes du dessus.

*Remarque : La grenade fraîche et ses graines sont disponibles d'octobre à février. Si vous ne les trouvez pas, utilisez des graines séchées non sucrées pour ajouter du croquant à l'ajvar.

ESCALOPES DE LONGE D'AGNEAU CHIMICHURRI AVEC CHOU RADICCHIO SAUTE

DEVOIRS : 30 minutes Marinage : 20 minutes Cuisson : 20 minutes Utilisation : 4 portions

EN ARGENTINE, LE CHIMICHURRI EST L'EPICE LA PLUS POPULAIRE.AINSI QUE LE CELEBRE STEAK GRILLE A LA GAUCHO DU PAYS. IL EXISTE DE NOMBREUSES VARIANTES, MAIS UNE SAUCE EPAISSE AUX HERBES EST GENERALEMENT PREPAREE AVEC DU PERSIL, DE LA CORIANDRE OU DE L'ORIGAN, DES ECHALOTES ET/OU DE L'AIL, DU POIVRON ROUGE MOULU, DE L'HUILE D'OLIVE ET DU VINAIGRE DE VIN ROUGE. IL EST EXCELLENT SUR UN STEAK POELE, MAIS TOUT AUSSI BRILLANT SUR DES COTELETTES D'AGNEAU, DE POULET ET DE PORC POELEES OU POELEES.

- 8 côtelettes d'agneau de 1 pouce d'épaisseur
- ½ tasse de sauce chimichurri (voir recette)
- 2 cuillères à soupe d'huile d'olive
- Couper 1 tête d'oignon doux en deux et trancher
- 1 cuillère à café de graines de cumin broyées*
- 1 gousse d'ail hachée
- 1 tête de radicchio, retirer le cœur et couper en fines lanières
- 1 cuillère à soupe de vinaigre balsamique

1. Placer les côtelettes d'agneau dans un très grand bol. Verser dessus 2 cuillères à soupe de sauce chimichurri. Utilisez vos doigts pour frotter la sauce sur toute la

surface de chaque escalope. Laisser mariner les côtelettes à température ambiante pendant 20 minutes.

2. Pendant ce temps, pour la salade de radicchio mijotée, faites chauffer 1 cuillère à soupe d'huile d'olive dans une grande poêle. Ajouter l'oignon, les graines de carvi et l'ail; cuire de 6 à 7 minutes ou jusqu'à ce que l'oignon ramollisse, en remuant souvent. Ajouter un lien; cuire 1 à 2 minutes ou jusqu'à ce que le radicchio flétrisse légèrement. Transférer la salade dans un grand bol. Ajouter le vinaigre balsamique et bien mélanger pour combiner. Couvrir et garder au chaud.

3. Nettoyez la casserole. Ajouter la cuillère à soupe d'huile d'olive restante dans la poêle et chauffer à feu moyen. Ajouter les côtelettes d'agneau; réduire le feu à moyen. Cuire de 9 à 11 minutes ou jusqu'à la cuisson désirée, en retournant les côtelettes de temps en temps avec des pinces.

4. Servir les escalopes avec la salade et le reste de sauce chimichurri.

*Remarque : Pour écraser les graines de cumin, utilisez un mortier et un pilon ou placez les graines sur une planche à découper et écrasez-les avec un couteau de chef.

COTELETTES D'AGNEAU TARTINEES D'ANCHOIS ET DE SAUGE AVEC REMOULADE DE CAROTTES ET PATATES DOUCES

DEVOIRS : Froid 12 minutes : 1 à 2 heures Grill : 6 minutes
Utilisations : 4 portions

IL EXISTE TROIS TYPES DE COTELETTES D'AGNEAU. LES COTELETTES DE LONGE EPAISSES ET CHARNUES RESSEMBLENT A DE PETITES COTES. LES COTELETTES, COMME ON LES APPELLE ICI, SONT FABRIQUEES EN COUPANT ENTRE LES OS DU CARRE D'AGNEAU. ILS SONT TRES TENDRES ET ONT UN LONG OS ATTRAYANT SUR LE COTE. ILS SONT SOUVENT SERVIS GRILLES OU GRILLES. LES STEAKS D'EPAULE ECONOMIQUES SONT LEGEREMENT PLUS GRAS ET MOINS TENDRES QUE LES DEUX AUTRES TYPES. IL EST PREFERABLE DE LES FAIRE FRIRE PUIS DE LES FAIRE MIJOTER DANS DU VIN, DE LA SOUPE ET DES TOMATES OU DANS UNE COMBINAISON DES DEUX.

- 3 carottes de taille moyenne, grossièrement râpées
- 2 petites patates douces, en julienne* ou grossièrement râpées
- ½ tasse de Paleo Mayo (voir recette)
- 2 cuillères à soupe de jus de citron frais
- 2 cuillères à café de moutarde de dijon (voir recette)
- 2 cuillères à soupe de persil frais haché
- ½ cuillère à café de poivre noir
- 8 côtes d'agneau, coupées de ½ à ¾ de pouce d'épaisseur
- 2 cuillères à soupe de sauge fraîche hachée ou 2 cuillères à café de sauge séchée broyée
- 2 cuillères à café de piments ancho moulus

½ cuillère à café de poudre d'ail

1. Pour la rémoulade, combiner les carottes et les patates douces dans un bol moyen. Dans un petit bol, mélanger la mayonnaise paléo, le jus de citron, la moutarde de Dijon, le persil et le poivre noir. Verser sur les carottes et les patates douces; à jeter sur le manteau. Couvrir et réfrigérer 1 à 2 heures.

2. Pendant ce temps, combiner la sauge, le piment ancho et la poudre d'ail dans un petit bol. Frotter le mélange d'épices sur les côtelettes d'agneau.

3. Pour un gril à charbon ou à gaz, placez les côtelettes d'agneau sur un gril direct à feu moyen. Couvrir et faire griller de 6 à 8 minutes pour une cuisson mi-saignante (145°F) ou de 10 à 12 minutes pour une cuisson mi-saignante (150°F), en retournant une fois à mi-cuisson.

4. Servir les côtelettes d'agneau avec la rémoulade.

*Remarque : Utilisez une mandoline avec un accessoire à julienne pour couper les patates douces.

BURGERS D'AGNEAU FARCIS AU COULIS DE POIVRON ROUGE

DEVOIRS:20 minutes repos : 15 minutes gril : 27 minutes
Utilisation : 4 portions

LE COULIS N'EST RIEN DE PLUS QU'UNE SIMPLE SAUCE ONCTUEUSE.A BASE DE PUREE DE FRUITS OU DE LEGUMES. LA BELLE ET BRILLANTE SAUCE AUX POIVRONS ROUGES DE CES BURGERS D'AGNEAU REÇOIT UNE DOUBLE DOSE DE FUMEE : DU GRIL ET DES MORCEAUX DE PAPRIKA FUME.

COULIS DE POIVRON ROUGE
- 1 gros poivron rouge
- 1 cuillère à soupe de vinaigre de vin blanc sec ou de vin blanc
- 1 cuillère à café d'huile d'olive
- ½ cuillère à café de paprika fumé

HAMBURGER
- ¼ tasse de tomates séchées au soleil non sulfurées, coupées en lanières
- ¼ tasse de courgettes râpées
- 1 cuillère à soupe de basilic frais haché
- 2 cuillères à café d'huile d'olive
- ½ cuillère à café de poivre noir
- 1½ livre d'agneau haché
- 1 blanc d'oeuf, légèrement battu
- 1 cuillère à soupe d'assaisonnement méditerranéen (voir recette)

1. Pour le coulis de poivron rouge, placez le poivron rouge sur le gril directement à feu moyen. Couvrir et griller de

15 à 20 minutes ou jusqu'à ce qu'ils soient carbonisés et tendres, en retournant les poivrons toutes les 5 minutes pour qu'ils carbonisent de chaque côté. Retirer du gril et placer immédiatement dans un sac en papier ou en aluminium pour sceller complètement le poivron. Laisser reposer 15 minutes ou jusqu'à ce qu'il soit suffisamment froid pour être manipulé. Retirez délicatement la peau avec un couteau bien aiguisé et jetez-la. Coupez le poivron en quartiers dans le sens de la longueur et retirez les tiges, les graines et les membranes. Mélanger les poivrons rôtis, le vin, l'huile d'olive et le paprika fumé dans un robot culinaire. Couvrir et traiter ou mélanger jusqu'à consistance lisse.

2. Pendant ce temps, pour la garniture, mettre les tomates séchées dans un petit bol et couvrir d'eau bouillante. Laisser reposer 5 minutes; pour l'évacuation. Séchez les tomates et les courgettes râpées avec du papier absorbant. Dans un petit bol, mélanger les tomates, les courgettes, le basilic, l'huile d'olive et ¼ de cuillère à thé de poivre noir; Mettre de côté.

3. Dans un grand bol, mélanger l'agneau haché, le blanc d'œuf, le ¼ de cuillère à thé de poivre noir restant et l'assaisonnement méditerranéen; bien mélanger. Diviser le mélange de viande en huit portions égales et façonner chacune en une galette de ¼ de pouce d'épaisseur. Verser la garniture dans quatre galettes; garnir des galettes restantes, pincer les bords pour sceller la garniture.

4. Placer les galettes sur le gril directement à feu moyen. Couvrir et griller de 12 à 14 minutes ou jusqu'à ce qu'ils soient bien cuits (160 °F), en retournant une fois à mi-cuisson.

5. Au moment de servir, saupoudrer les hamburgers de coulis de poivrons rouges.

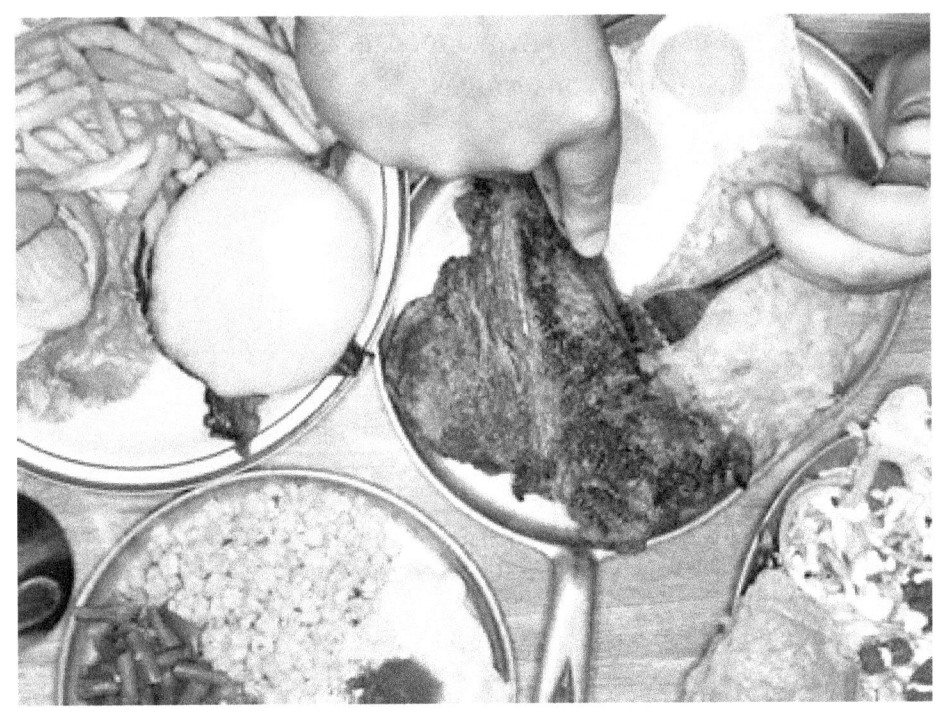

BROCHETTES D'AGNEAU AU DOUBLE ORIGAN ET SAUCE TZATZIKI

PLONGER:30 minutes préparation : 20 minutes refroidissement : 30 minutes gril : 8 minutes Utilisation : 4 portions

CES BROCHETTES D'AGNEAU SONT ESSENTIELLEMENTCE QU'ON APPELLE LE KOFTA EN MEDITERRANEE ET AU MOYEN-ORIENT : LA VIANDE HACHEE ASSAISONNEE (GENERALEMENT DE L'AGNEAU OU DU BŒUF) EST FORMEE EN BOULES OU AUTOUR D'UNE BROCHETTE PUIS GRILLEE. L'ORIGAN FRAIS ET SECHE LEUR DONNE UN EXCELLENT GOUT GREC.

8 brochettes en bois de 10 pouces

BROCHETTES D'AGNEAU
1½ livre d'agneau haché maigre
1 petit oignon râpé et égoutté
1 cuillère à soupe d'origan frais coupé en lanières
2 cuillères à café d'origan séché, broyé
1 cuillère à café de poivre noir

SAUCE TZATZIKI
1 tasse de Paleo Mayo (voir recette)
½ gros concombre, débarrassé des pépins, tranché et égoutté
2 cuillères à soupe de jus de citron frais
1 gousse d'ail hachée

1. Faire tremper les brochettes dans suffisamment d'eau pour les couvrir pendant 30 minutes.

2. Pour les brochettes d'agneau, mélanger l'agneau haché, l'oignon, l'origan frais et séché et le poivre dans un grand bol; bien mélanger. Diviser le mélange d'agneau en huit parties égales. Façonnez chaque section autour de la moitié de la brochette, créant une bûche de 5 par 1 pouce. Couvrir et réfrigérer au moins 30 minutes.

3. Pendant ce temps, pour la sauce tzatziki, combiner la mayonnaise paléo, le concombre, le jus de citron et l'ail dans un petit bol. Couvrir et réfrigérer jusqu'au moment de servir.

4. Pour un gril au charbon de bois ou au gaz, placez les brochettes d'agneau directement sur le gril à feu moyen. Couvrir et cuire environ 8 minutes à feu moyen (160°F), en retournant une fois à mi-cuisson.

5. Servir les brochettes d'agneau avec la sauce Tzatziki.

POULET GRILLE AU SAFRAN ET CITRON

DEVOIRS :15 minutes de refroidissement : 8 heures de cuisson : 1 heure 15 minutes de repos : 10 minutes Utilisation : 4 portions

LE SAFRAN EST COMPOSE D'ETAMINES SECHEESTYPES DE FLEURS DE SAFRAN. C'EST CHER, MAIS UN PEU VA UN LONG CHEMIN. IL AJOUTE SA SAVEUR TERREUSE CARACTERISTIQUE ET SA BELLE TEINTE JAUNE A CE POULET GRILLE A LA PEAU CROUSTILLANTE.

1 poulet entier de 4 à 5 livres

3 cuillères à soupe d'huile d'olive

6 gousses d'ail écrasées et pelées

1½ cuillères à soupe de zeste de citron finement râpé

1 cuillère à soupe de thym frais

1½ cuillères à café de poivre noir moulu

½ cuillère à café de filaments de safran

2 feuilles de laurier

1 citron coupé en quartiers

1. Retirez le cou et les abats du poulet; jetez-le ou conservez-le pour un autre usage. Rincer la cavité corporelle du poulet; sécher avec des serviettes en papier. Coupez tout excès de peau ou de graisse du poulet.

2. Mélanger l'huile d'olive, l'ail, le zeste de citron, le thym, le poivre et le safran dans un robot culinaire. Procéder pour obtenir une pâte lisse.

3. Utilisez vos doigts pour frotter la pâte sur la surface extérieure du poulet et la cavité intérieure. Transférer le poulet dans un grand bol; couvrir et réfrigérer pendant au moins 8 heures ou toute la nuit.

4. Préchauffer le four à 425 °F. Placer les quartiers de citron et les feuilles de laurier dans la cavité du poulet. Attachez les pattes avec de la ficelle de cuisine 100 % coton. Rentrez les ailes sous le poulet. Insérez le thermomètre à viande dans le muscle intérieur de la cuisse sans toucher l'os. Placer le poulet sur une grille dans un grand plat allant au four.

5. Griller pendant 15 minutes. Réduire la température du four à 375 °F. Cuire au four environ 1 heure de plus ou jusqu'à ce que le jus soit clair et que le thermomètre indique 175 °F. Placer le poulet dans du papier d'aluminium. Laisser reposer 10 minutes avant de couper.

POULET SPATCHCOCKED AVEC SALADE DE JICAMA

DEVOIRS : 40 minutes gril : 1 heure 5 minutes repos : 10 minutes utilisation : 4 portions

"SPATCHCOCK" EST UN VIEUX TERME DE CUISINEQUI EST RECEMMENT REVENU A L'UTILISATION POUR DECRIRE LE PROCESSUS DE FENDRE UN PETIT OISEAU, COMME UN POULET OU UNE POULE DE CORNOUAILLES, SUR LE DOS, PUIS DE L'OUVRIR ET DE L'APLATIR COMME UN LIVRE POUR LE CUIRE PLUS RAPIDEMENT ET UNIFORMEMENT. IL EST SIMILAIRE AU VOL D'UN PAPILLON, MAIS NE S'APPLIQUE QU'AUX VOLAILLES.

POULET
- 1 piment poblani
- 1 cuillère à soupe d'échalotes finement hachées
- 3 gousses d'ail hachées
- 1 cuillère à café de zeste de citron finement râpé
- 1 cuillère à café de zeste de citron vert finement râpé
- 1 cuillère à café d'épices fumées (voir<u>recette</u>)
- ½ cuillère à café d'origan séché, broyé
- ½ cuillère à café de cumin moulu
- 1 cuillère à soupe d'huile d'olive
- 1 poulet entier de 3 à 3½ livres

SALADE DE CHOU
- ½ jicama moyen, pelé et coupé en julienne (environ 3 tasses)
- ½ tasse d'oignons verts émincés (4)
- 1 pomme Granny Smith, pelée, évidée et coupée en julienne

⅓ tasse de coriandre fraîche hachée

3 cuillères à soupe de jus d'orange frais

3 cuillères à soupe d'huile d'olive

1 cuillère à café d'épices au citron (voir<u>recette</u>)

1. Pour un gril au charbon de bois, placez les charbons modérément chauds sur un côté du gril. Placez un récipient pour recueillir l'eau sous le côté vide du gril. Placez le poblano sur la grille du gril directement sur des charbons moyennement chauds. Couvrir et griller pendant 15 minutes ou jusqu'à ce que le poblano soit carbonisé de tous les côtés, en le retournant de temps en temps. Enveloppez immédiatement le poblano dans du papier d'aluminium; laisser reposer 10 minutes. Ouvrez le papier d'aluminium et coupez le poblano en deux dans le sens de la longueur; enlever les tiges et les graines (voir<u>biais</u>). Retirez délicatement la peau avec un couteau bien aiguisé et jetez-la. Hacher finement le poblano. (Pour le gril à gaz, préchauffer le gril; réduire le feu à moyen. Régler pour la cuisson indirecte. Cuire comme indiqué ci-dessus sur un brûleur allumé.)

2. Pour la vinaigrette, mélanger le poblano, les échalotes, l'ail, le zeste de citron, le zeste de lime, les épices fumées, l'origan et le cumin dans un petit bol. Ajouter l'huile; bien mélanger pour faire une pâte.

3. Pour arroser le poulet, retirer le cou et les abats (réserver pour un autre usage). Placer le poulet, poitrine vers le bas, sur une planche à découper. À l'aide de ciseaux de cuisine, faites une coupe longitudinale d'un côté de la colonne vertébrale, en commençant par l'extrémité du cou. Répétez la coupe longitudinale sur le côté opposé

de la colonne vertébrale. Retirez et jetez la colonne vertébrale. Placer le poulet côté peau vers le haut. Appuyez entre les poitrines pour casser le sternum afin que le poulet repose à plat.

4. En commençant par le cou d'un côté de la poitrine, glissez vos doigts entre la peau et la chair, en relâchant la peau tout en remontant vers la cuisse. Détendez la peau autour des cuisses. Répétez de l'autre côté. Utilisez vos doigts pour frotter la viande sous la peau du poulet.

5. Placer le poulet, poitrine vers le bas, sur la grille au-dessus du bac à eau. Poids avec deux briques enveloppées de papier d'aluminium ou une grande poêle en fonte. Couvrir et faire griller 30 minutes. Retournez le poulet, côté os vers le bas, sur une grille, en alourdissant à nouveau avec des briques ou une poêle. Griller, couvert, environ 30 minutes de plus ou jusqu'à ce que le poulet ne soit plus rose (175 °F dans les muscles des cuisses). Retirer le poulet du gril; laisser reposer 10 minutes. (Pour le gril à gaz, placez le poulet sur le gril à l'abri de la chaleur. Faites griller comme indiqué ci-dessus.)

6. Pendant ce temps, pour la salade, dans un grand bol, mélanger le jicama, l'oignon vert, la pomme et la coriandre. Dans un petit bol, mélanger le jus d'orange, l'huile et le zeste de citron. Verser le mélange sur le jicama et mélanger. Servir le poulet avec la salade.

QUARTIER ARRIERE DE POULET GRILLE AVEC VODKA, CAROTTES ET SAUCE TOMATE

DEVOIRS:Cuisson 15 minutes : Cuisson 15 minutes : 30 minutes Utilisation : 4 portions

LA VODKA PEUT ETRE FABRIQUEE A PARTIR DE DIVERS INGREDIENTSDIFFERENTS ALIMENTS, COMME LES POMMES DE TERRE, LE MAÏS, LE SEIGLE, LE BLE ET L'ORGE, VOIRE LES RAISINS. BIEN QU'IL N'Y AIT PAS BEAUCOUP DE VODKA DANS CETTE TREMPETTE LORSQUE VOUS LA DIVISEZ EN QUATRE PORTIONS, RECHERCHEZ DE LA VODKA A BASE DE POMMES DE TERRE OU DE RAISINS POUR L'ADAPTER A UNE TREMPETTE PALEO.

- 3 cuillères à soupe d'huile d'olive
- 4 quartiers arrière avec os ou morceaux de poulet charnus sans peau
- 1 boîte de 28 onces de tomates italiennes non salées, égouttées
- ½ tasse d'oignon finement haché
- ½ tasse de carottes finement hachées
- 3 gousses d'ail hachées
- 1 cuillère à café d'épices méditerranéennes (voir<u>recette</u>)
- ⅛ cuillère à café de poivre de Cayenne
- 1 brin de romarin frais
- 2 cuillères de vodka
- 1 cuillère à soupe de basilic frais haché (facultatif)

1. Préchauffer le four à 375 °F. Chauffer 2 cuillères à soupe d'huile dans une très grande poêle à feu moyen-vif.

Ajouter le poulet; cuire environ 12 minutes ou jusqu'à ce qu'ils soient dorés, en brunissant uniformément. Placer la casserole dans le four préchauffé. Griller à découvert pendant 20 minutes.

2. Pendant ce temps, coupez les tomates avec des ciseaux de cuisine pour la sauce. Dans une poêle de taille moyenne, chauffer la cuillère à soupe d'huile restante à feu moyen. Ajouter l'oignon, la carotte et l'ail; cuire 3 minutes ou jusqu'à tendreté, en remuant souvent. Ajouter les tomates en dés, l'assaisonnement méditerranéen, le poivre de Cayenne et un brin de romarin. Porter à ébullition à feu moyen-vif; réduire la chaleur. Laisser mijoter à découvert pendant 10 minutes en remuant de temps en temps. Ajouter la vodka; cuire 1 minute de plus; retirer et jeter la branche de romarin.

3. Servir la sauce sur le poulet dans la poêle. Remettre le plat au four. Griller, couvert, environ 10 minutes de plus ou jusqu'à ce que le poulet soit tendre et ne soit plus rose (175 °F). Si désiré, saupoudrer de basilic.

POULET ROTI ET FRITES DE RUTABAGA

DEVOIRS:Cuisson en 40 minutes : 40 minutes Utilisation : 4 portions

LES FRITES CROUSTILLANTES DE RUTABAGA SONT DELICIEUSESSERVIS AVEC DU POULET GRILLE ET DES JUS DE CUISSON QUI L'ACCOMPAGNENT, MAIS SONT TOUT AUSSI DELICIEUX PREPARES SEULS ET SERVIS AVEC UNE SAUCE TOMATE PALEO (VOIRRECETTE) OU SERVI A LA BELGE AVEC UN AÏOLI PALEO (MAYONNAISE A L'AIL, VOIRRECETTE).

- 6 cuillères à soupe d'huile d'olive
- 1 cuillère à soupe d'assaisonnement méditerranéen (voirrecette)
- 4 cuisses de poulet avec os sans peau (environ 1 ¼ livre au total)
- 4 pilons de poulet sans peau (environ 1 livre au total)
- 1 tasse de vin blanc sec
- 1 tasse de bouillon d'os de poulet (voirrecette) ou soupe de poulet sans sel ajouté
- 1 petit oignon, coupé en quartiers
- Huile d'olive
- 1½ à 2 livres de rutabagas
- 2 cuillères à soupe de ciboulette fraîche coupée en lanières
- Poivre noir

1. Préchauffer le four à 400 °F. Dans un petit bol, mélanger 1 cuillère à soupe d'huile d'olive et l'assaisonnement méditerranéen ; frotter les morceaux de poulet. Faites chauffer 2 cuillères à soupe d'huile dans une très grande poêle allant au four. Ajouter les morceaux de

poulet, côté charnu vers le bas. Cuire à découvert pendant environ 5 minutes ou jusqu'à ce qu'ils soient dorés. Retirez la casserole du feu. Retourner les morceaux de poulet, côté doré vers le haut. Ajouter le vin, le bouillon d'os de poulet et l'oignon.

2. Placez le plat au four sur la grille du milieu. Cuire à découvert pendant 10 minutes.

3. Pendant ce temps, badigeonnez légèrement une grande plaque à pâtisserie d'huile d'olive pour les frites; Mettre de côté. Pelez les rutabagas. Avec un couteau bien aiguisé, couper les rutabagas en tranches de ½ pouce. Couper les tranches dans le sens de la longueur en bandes de ½ pouce. Dans un grand bol, mélanger les lanières de rutabaga avec les 3 cuillères à soupe d'huile restantes. Étendre les lanières de rutabaga en une seule couche sur la plaque à pâtisserie préparée; mettre au four sur la grille du haut. Cuire au four pendant 15 minutes; retourner les frites. Cuire le poulet 10 minutes supplémentaires ou jusqu'à ce qu'il ne soit plus rose (175 °F). Retirer le poulet du four. Cuire les frites de 5 à 10 minutes ou jusqu'à ce qu'elles soient dorées et tendres.

4. Retirez le poulet et l'oignon de la poêle en laissant le jus. Couvrir le poulet et les oignons pour garder au chaud. Porter les jus à ébullition à feu moyen; réduire la chaleur. Laisser mijoter à découvert environ 5 minutes de plus ou jusqu'à ce que le jus ait un peu réduit.

5. Au moment de servir, recouvrir les frites de ciboulette et assaisonner de poivre. Servir le poulet avec le jus de cuisson et les frites.

COQ AU VIN AUX TROIS CHAMPIGNONS ET PUREE DE RUTABAGA A LA CIBOULETTE

DEVOIRS : 15 minutes Cuisson : 1 heure et 15 minutes Utilisation : 4 à 6 portions

S'IL Y A DU SABLE DANS LE RECIPIENT APRES AVOIR FAIT TREMPER LES CHAMPIGNONS SECS, ET IL Y EN AURA PROBABLEMENT, FILTREZ LE LIQUIDE A TRAVERS UNE ETAMINE DOUBLE EPAISSEUR PLACEE DANS UNE PASSOIRE FINE.

- 1 once de cèpes séchés ou de morilles
- 1 tasse d'eau bouillante
- 2 à 2½ livres de cuisses et pilons de poulet sans peau
- Poivre noir
- 2 cuillères à soupe d'huile d'olive
- Coupez 2 poireaux moyens en deux dans le sens de la longueur, lavez-les et coupez-les en fines tranches
- 2 champignons portobello, tranchés
- 8 onces de pleurotes frais, équeutés et tranchés, ou de champignons frais, tranchés
- ¼ tasse de pâte de tomate sans sel ajouté
- 1 cuillère à café de marjolaine séchée, écrasée
- ½ cuillère à café de thym séché moulu
- ½ tasse de vin rouge sec
- 6 tasses de bouillon d'os de poulet (voir recette) ou soupe de poulet sans sel ajouté
- 2 feuilles de laurier
- 2 à 2½ livres de rutabagas, pelés et hachés

2 cuillères à soupe de ciboulette fraîche coupée en lanières
½ cuillère à café de poivre noir
thym frais haché (facultatif)

1. Mélanger les cèpes et l'eau bouillante dans un petit bol; laisser reposer 15 minutes. Retirer les champignons en laissant le liquide de trempage. Hacher les champignons. Réserver les champignons et le liquide de trempage.

2. Saupoudrer le poulet de poivre. Dans une très grande poêle avec un couvercle hermétique, chauffer 1 cuillère à soupe d'huile d'olive à feu moyen-vif. Cuire les morceaux de poulet, en deux fois, dans l'huile chaude pendant environ 15 minutes jusqu'à ce qu'ils soient légèrement dorés, en les retournant une fois. Retirer le poulet de la poêle. Ajouter les poireaux, les champignons portobello et les huîtres. cuire de 4 à 5 minutes ou jusqu'à ce que les champignons commencent à dorer, en remuant de temps à autre. Ajouter la pâte de tomate, la marjolaine et le thym; cuire et remuer pendant 1 minute. Ajouter le vin; cuire et remuer pendant 1 minute. Ajouter 3 tasses de bouillon d'os de poulet, les feuilles de laurier, ½ tasse de liquide de trempage des champignons réservé et les champignons émincés réhydratés. Remettre le poulet dans la poêle. Porter à ébullition; réduire la chaleur. Cuire à feu doux, couvert,

3. Pendant ce temps, combiner les rutabagas et les 3 tasses de bouillon restantes dans une grande casserole. Si nécessaire, ajouter de l'eau pour recouvrir les rutabagas. Porter à ébullition; réduire la chaleur. Cuire

à découvert de 25 à 30 minutes ou jusqu'à ce que les rutabagas soient tendres, en remuant de temps à autre. Égoutter les rutabagas en réservant le liquide. Remettre les rutabagas dans la marmite. Ajouter la cuillère à soupe d'huile d'olive restante, les oignons verts et ½ cuillère à café de poivre. À l'aide d'un pilon à pommes de terre, écraser le mélange de rutabaga en ajoutant du liquide de cuisson au besoin pour obtenir l'épaisseur désirée.

4. Retirer les feuilles de laurier du mélange de poulet; jeter. Servir le poulet et la sauce sur la purée de rutabaga. Si désiré, saupoudrer de thym frais.

PILONS GLACES A L'EAU-DE-VIE DE PECHE

DEVOIRS:30 minutes de cuisson : 40 minutes donne : 4 portions

CES CUISSES DE POULET SONT PARFAITESAVEC UNE SALADE CROQUANTE ET DES FRITES DE PATATES DOUCES AU FOUR EPICEES SELON LA RECETTE DE L'EPAULE DE PORC TUNISIENNE EPICEE (VOIRRECETTE). PRESENTE ICI AVEC DES CHIPS DE RADIS, DE MANGUE ET DE CHOU A LA MENTHE (VOIRRECETTE).

GLAÇAGE PECHE ET COGNAC
- 1 cuillère à soupe d'huile d'olive
- ½ tasse d'oignon haché
- 2 pêches fraîches moyennes, coupées en deux, dénoyautées et hachées
- 2 cuillères de cognac
- 1 tasse de sauce BBQ (voirrecette)
- 8 pilons de poulet (2 à 2½ livres au total), la peau enlevée si désiré

1. Pour le glaçage, chauffer l'huile d'olive dans une casserole moyenne à feu moyen-vif. Ajouter les oignons; cuire environ 5 minutes ou jusqu'à tendreté, en remuant de temps à autre. Ajouter les pêches. Couvrir et cuire de 4 à 6 minutes ou jusqu'à ce que les pêches soient tendres, en remuant de temps à autre. Ajouter le cognac; cuire à découvert pendant 2 minutes en remuant de temps en temps. Laissez refroidir un peu. Transférer le mélange de pêches dans un mélangeur ou un robot culinaire. Couvrir et mélanger ou traiter jusqu'à consistance lisse. Ajouter la sauce barbecue. Couvrir et mélanger ou

traiter jusqu'à consistance lisse. Remettre la sauce dans la casserole. Cuire à feu moyen-doux jusqu'à ce que le tout soit chaud. Transférer ¾ tasse de sauce dans un petit bol pour enrober le poulet. Gardez le reste de la sauce au chaud pour servir avec le poulet grillé.

2. Pour un gril au charbon de bois, placez les charbons à feu moyen autour d'un récipient pour recueillir le liquide. Essayez-le à feu moyen au-dessus d'un bol pour recueillir le liquide. Placez les pilons de poulet sur la grille du gril au-dessus du bac à eau. Couvrir et griller de 40 à 50 minutes ou jusqu'à ce que le poulet ne soit plus rose (175 °F), en le retournant une fois à mi-cuisson et en l'arrosant de ¾ tasse de glaçage au brandy-pêche pendant les 5 dernières minutes. 10 minutes de cuisson. (Pour le gril à gaz, préchauffer le gril. Réduire le feu à moyen. Ajuster le feu pour une cuisson indirecte. Ajouter les pilons de poulet au gril. Couvrir et cuire comme indiqué).

POULET MARINE AU CHILI AVEC SALADE DE MANGUE ET MELON

DEVOIRS:40 minutes refroidissement / marinade : 2 à 4 heures cuisson : 50 minutes Utilisation : 6 à 8 portions

LE PIMENT ANCHO EST UN POBLANO SEC— UN PIMENT VERT FONCE BRILLANT AVEC UNE SAVEUR INTENSEMENT FRAICHE. LES PIMENTS ANCHO ONT UN GOUT LEGEREMENT FRUITE AVEC UN SOUPCON DE PRUNE OU DE RAISIN SEC ET JUSTE UN SOUPCON D'AMERTUME. LES PIMENTS DU NOUVEAU-MEXIQUE PEUVENT ETRE MODEREMENT PIQUANTS. CE SONT LES PIMENTS ROUGES FONCES QUE L'ON PEUT VOIR REGROUPES ET ACCROCHES DANS DES RISTRAS, DES ARRANGEMENTS COLORES DE PIMENTS SECHES, DANS CERTAINES PARTIES DU SUD-OUEST.

POULET
- 2 piments séchés du Nouveau-Mexique
- 2 piments ancho séchés
- 1 tasse d'eau bouillante
- 3 cuillères à soupe d'huile d'olive
- 1 gros oignon doux, pelé et coupé en tranches épaisses
- 4 tomates Roma, sans pépins
- 1 cuillère à soupe d'ail haché (6 gousses)
- 2 cuillères à café de cumin moulu
- 1 cuillère à café d'origan séché, broyé
- 16 pilons de poulet

SALADE
- 2 tasses de cantaloup coupé en dés

2 tasses de cubes d'hydromel

2 tasses de mangue en dés

¼ tasse de jus de lime frais

1 cuillère à café de piment en poudre

½ cuillère à café de cumin moulu

¼ tasse de coriandre fraîche, hachée

1. Pour le poulet, retirez les tiges et les graines des piments séchés du Nouveau-Mexique et ancho. Chauffer une grande poêle à feu moyen-vif. Faire griller les piments dans la poêle pendant 1 à 2 minutes ou jusqu'à ce qu'ils soient parfumés et légèrement grillés. Placer les piments grillés dans un petit bol; ajouter de l'eau bouillante dans le bol. Laisser reposer pendant au moins 10 minutes ou jusqu'à ce qu'il soit prêt à l'emploi.

2. Faites chauffer le gril. Tapisser une plaque à pâtisserie de papier d'aluminium; enduire le papier d'aluminium avec 1 cuillère à soupe d'huile d'olive. Disposer les tranches d'oignon et de tomate dans la poêle. Griller à environ 4 pouces de la chaleur pendant 6 à 8 minutes ou jusqu'à ce qu'ils soient tendres et carbonisés. Égouttez le piment en réservant l'eau.

3. Pour la marinade, mélanger le piment, l'oignon, les tomates, l'ail, le cumin et l'origan dans un mélangeur ou un robot culinaire. Couvrir et mélanger ou mélanger jusqu'à consistance lisse, en ajoutant de l'eau réservée au besoin pour réduire en purée à la consistance désirée.

4. Placer le poulet dans un grand sac en plastique refermable dans un plat peu profond. Verser la

marinade sur le poulet dans le sac, retourner le sac pour bien l'enrober. Laisser mariner au réfrigérateur pendant 2 à 4 heures en retournant le sac de temps en temps.

5. Pour la salade, dans un très grand bol, mélanger le cantaloup, le miellat, la mangue, le jus de citron vert, les 2 cuillères à soupe d'huile d'olive restantes, la poudre de chili, le cumin et la coriandre. Jetez-le sur le manteau. Couvrir et réfrigérer de 1 à 4 heures.

6. Pour un gril au charbon de bois, placez les charbons à feu moyen autour d'un récipient pour recueillir le liquide. Essayez-le à feu moyen dans une casserole. Égoutter le poulet, réserver la marinade. Placez le poulet sur le gril au-dessus du bac de récupération d'eau. Badigeonnez généreusement le poulet avec une partie de la marinade que vous avez conservée (jetez la marinade supplémentaire). Couvrir et griller pendant 50 minutes ou jusqu'à ce que le poulet ne soit plus rosé (175 °F), en le retournant une fois à mi-cuisson. (Pour le gril à gaz, préchauffer le gril. Réduire le feu à moyen. Régler pour la cuisson indirecte. Procéder comme indiqué en plaçant le poulet sur le brûleur éteint.) Servir les pilons de poulet avec la salade.

PILONS DE POULET FAÇON TANDOORI AVEC RAÏTA DE CONCOMBRE

DEVOIRS : 20 minutes Mariner : 2 à 24 heures Griller : 25 minutes Utilisations : 4 portions

RAITA EST FABRIQUE A PARTIR DE NOIX DE CAJOU.CREME, JUS DE CITRON, MENTHE, CORIANDRE ET CONCOMBRE. IL OFFRE UN CONTREPOINT RAFRAICHISSANT AU POULET CHAUD ET EPICE.

POULET
- 1 oignon, coupé en fines tranches
- 1 morceau de gingembre frais de 2 pouces, pelé et coupé en quartiers
- 4 gousses d'ail
- 3 cuillères à soupe d'huile d'olive
- 2 cuillères à soupe de jus de citron frais
- 1 cuillère à café de cumin moulu
- 1 cuillère à café de curcuma moulu
- ½ cuillère à café de piment de la Jamaïque moulu
- ½ cuillère à café de cannelle moulue
- ½ cuillère à café de poivre noir
- ¼ cuillère à café de poivre de Cayenne
- 8 pilons de poulet

CONCOMBRE RAÏTA
- 1 tasse de crème de cajou (voir recette)
- 1 cuillère à soupe de jus de citron frais
- 1 cuillère à soupe de menthe fraîche hachée

1 cuillère à soupe de coriandre fraîche coupée en lanières
½ cuillère à café de cumin moulu
⅛ cuillère à café de poivre noir
1 concombre moyen, pelé, épépiné et coupé en dés (1 tasse)
Tranches de citrons

1. Dans un mélangeur ou un robot culinaire, mélanger l'oignon, le gingembre, l'ail, l'huile d'olive, le jus de citron, le cumin, le curcuma, le piment de la Jamaïque, la cannelle, le poivre noir et le poivre de Cayenne. Couvrir et mélanger ou traiter jusqu'à consistance lisse.

2. Percez chaque pilon quatre ou cinq fois avec la pointe d'un couteau de cuisine. Placer les pilons dans un grand sac en plastique refermable et placer dans un grand bol. Ajouter le mélange d'oignons; transformer en succès Laisser mariner au réfrigérateur de 2 à 24 heures en retournant le sac de temps en temps.

3. Faites chauffer le gril. Retirer le poulet de la marinade. Essuyez l'excédent de marinade des pilons avec du papier absorbant. Placer les pilons sur la grille d'un plat allant au four non chauffé ou sur une plaque à pâtisserie recouverte de papier d'aluminium. Griller 6 à 8 pouces de la source de chaleur pendant 15 minutes. Retournez les pilons; cuire environ 10 minutes ou jusqu'à ce que le poulet ne soit plus rosé (175 °F).

4. Pour la raïta, combiner la crème de noix de cajou, le jus de citron vert, la menthe, la coriandre, le cumin et le poivre noir dans un bol moyen. Ajouter lentement le concombre.

5. Servir le poulet avec de la raïta et des tranches de citron.

RAGOUT DE POULET AU CURRY AVEC DES LEGUMES-RACINES, DES ASPERGES ET LE GOUT DE LA POMME VERTE ET DE LA MENTHE

DEVOIRS:30 minutes de cuisson : 35 minutes de repos : 5 minutes Utilisation : 4 portions

- 2 cuillères à soupe d'huile de noix de coco raffinée ou d'huile d'olive
- 2 kilogrammes de poitrine de poulet avec os, sans peau si désiré
- 1 tasse d'oignon haché
- 2 cuillères à soupe de gingembre frais râpé
- 2 cuillères à soupe d'ail haché
- 2 cuillères à soupe de curry en poudre non salé
- 2 cuillères à soupe de jalapeño sans pépins haché (voir biais)
- 4 tasses de bouillon d'os de poulet (voir recette) ou soupe de poulet sans sel ajouté
- 2 patates douces moyennes (environ 1 livre), pelées et hachées
- 2 betteraves moyennes (environ 6 onces), pelées et hachées
- 1 tasse de tomate, débarrassée des pépins et coupée en cubes
- 8 onces d'asperges, parées et coupées en morceaux de 1 pouce
- 1 boîte de 13,5 onces de lait de coco ordinaire (comme Nature's Way)
- ½ tasse de coriandre fraîche, coupée en lanières
- Vinaigrette à la pomme et à la menthe (voir recette, sous, ci-dessous)

Tranches de citrons

1. Dans un faitout de 6 pintes, chauffer l'huile à feu moyen-vif. Faire dorer le poulet dans l'huile chaude, par lots, jusqu'à ce qu'il soit uniformément doré, environ 10 minutes. Transférer le poulet dans une assiette ; Mettre de côté.

2. Allumez le feu à moyen. Ajouter l'oignon, le gingembre, l'ail, la poudre de cari et le jalapeño dans la casserole. Cuire et remuer pendant 5 minutes ou jusqu'à ce que l'oignon ramollisse. Ajouter le bouillon d'os de poulet, la patate douce, les feuilles de betterave et la tomate. Remettez les morceaux de poulet dans la casserole en veillant à plonger le poulet dans le plus de liquide possible. Réduire le feu à moyen-doux. Couvrir et laisser mijoter 30 minutes ou jusqu'à ce que le poulet ne soit plus rosé et que les légumes soient tendres. Ajouter les asperges, le lait de coco et la coriandre. Retirer du feu. Laissez reposer 5 minutes. Coupez le poulet des os, si nécessaire, pour le répartir uniformément dans les bols de service. Servir avec de la sauce pomme-menthe et des quartiers de citron vert.

Vinaigrette pomme-menthe : Dans un robot culinaire, broyer ½ tasse de flocons de noix de coco non sucrés jusqu'à l'obtention d'une poudre. Ajouter 1 tasse de feuilles de coriandre fraîche et cuire à la vapeur ; 1 tasse de feuilles de menthe fraîche ; 1 pomme Granny Smith, évidée et hachée ; 2 cuillères à café de jalapeño sans pépins haché (voir biais) ; et 1 cuillère à soupe de jus de citron frais. Battre jusqu'à ce qu'il soit haché.

SALADE PAILLARD DE POULET GRILLE AUX FRAMBOISES, BETTERAVES ET AMANDES FRITES

DEVOIRS : 30 minutes Cuisson : 45 minutes Marinage : 15 minutes Grillage : 8 minutes Utilisations : 4 portions

½ tasse d'amandes entières

1½ cuillères à café d'huile d'olive

1 betterave rouge moyenne

1 betterave dorée moyenne

2 demi-poitrines de poulet désossées et sans peau de 6 à 8 onces

2 tasses de framboises fraîches ou surgelées, décongelées

3 cuillères à soupe de vinaigre de vin rouge ou blanc

2 cuillères à soupe d'estragon frais coupé en lamelles

1 cuillère à soupe d'échalote hachée

1 cuillère à café de moutarde de Dijon (voir recette)

¼ tasse d'huile d'olive

Poivre noir

8 tasses de légumes mélangés

1. Pour les amandes, préchauffez le four à 400 °F. Étalez les amandes sur une petite plaque à pâtisserie et arrosez d'une demi-cuillère à café d'huile d'olive. Cuire au four environ 5 minutes ou jusqu'à ce qu'ils soient parfumés et dorés. Laissez refroidir. (Les amandes peuvent être grillées 2 jours à l'avance et conservées dans un contenant hermétique.)

2. Pour les betteraves, placez chaque betterave sur un petit morceau de papier d'aluminium et arrosez chacune avec ½ cuillère à café d'huile d'olive. Enroulez

lâchement le papier d'aluminium autour des betteraves et placez-les sur une plaque à pâtisserie ou un plat allant au four. Rôtir les betteraves au four à 400 °F pendant 40 à 50 minutes ou jusqu'à ce qu'elles soient tendres lorsqu'on les pique avec un couteau. Retirer du four et laisser refroidir suffisamment pour être manipulé. Retirer la peau avec un couteau de cuisine. Couper la betterave en tranches et réserver. (Évitez de mélanger les betteraves pour que les betteraves rouges ne tachent pas les betteraves cuites. Les betteraves peuvent être cuites 1 jour à l'avance et réfrigérées. Amener à température ambiante avant de servir.)

3. Pour le poulet, couper chaque poitrine de poulet en deux horizontalement. Placez chaque morceau de poulet entre deux morceaux de pellicule plastique. À l'aide d'un maillet à viande, marteler doucement jusqu'à environ un pouce d'épaisseur. Placer le poulet dans un bol peu profond et réserver.

4. Pour la vinaigrette, dans un grand bol, écraser délicatement ¾ tasse de framboises avec un fouet (garder les framboises restantes pour la salade). Ajouter le vinaigre, l'estragon, les échalotes et la moutarde de Dijon; battre pour mélanger. Ajouter ¼ tasse d'huile d'olive en un mince filet, en remuant pour bien mélanger. Verser ½ tasse de vinaigrette sur le poulet; tourner le poulet pour enrober (réserver la vinaigrette restante pour la salade). Laisser mariner le poulet à température ambiante pendant 15 minutes. Retirer le poulet de la marinade et saupoudrer de poivre; jeter le reste de la marinade dans le bol.

5. Pour un gril à charbon ou à gaz, placez le poulet sur un gril direct à feu moyen. Couvrir et griller de 8 à 10 minutes ou jusqu'à ce que le poulet ne soit plus rosé, en le retournant une fois à mi-cuisson. (Le poulet peut également être cuit dans une poêle à griller.)

6. Dans un grand bol, mélanger la laitue, les betteraves et les 1¼ tasses de framboises restantes. Verser la vinaigrette confite sur la salade; jeter légèrement sur le manteau. Répartir la salade dans quatre assiettes de service; garnir chacun d'un morceau de poitrine de poulet grillé. Couper les amandes frites en gros morceaux et saupoudrer dessus. Sers immédiatement.

POITRINE DE POULET FARCIE DE BROCOLI AVEC SAUCE TOMATE FRAICHE ET SALADE CESAR

DEVOIRS:40 minutes Cuisson : 25 minutes Utilisation : 6 portions

- 3 cuillères à soupe d'huile d'olive
- 2 cuillères à café d'ail haché
- ¼ cuillère à café de piment rouge moulu
- 1 livre de brocoli raab, paré et haché
- ½ tasse de raisins secs dorés non sulfurés
- ½ tasse d'eau
- 4 demi-poitrines de poulet désossées et sans peau, 5 à 6 onces
- 1 tasse d'oignon haché
- 3 tasses de tomates hachées
- ¼ tasse de basilic frais haché
- 2 cuillères à café de vinaigre de vin rouge
- 3 cuillères à soupe de jus de citron frais
- 2 cuillères à soupe de Paleo Mayo (voir recette)
- 2 cuillères à café de moutarde de dijon (voir recette)
- 1 cuillère à café d'ail haché
- ½ cuillère à café de poivre noir
- ¼ tasse d'huile d'olive
- 10 tasses de laitue hachée

1. Dans une grande poêle, faites chauffer 1 cuillère à soupe d'huile d'olive à feu moyen. Ajouter l'ail et le poivron rouge moulu; cuire et remuer pendant 30 secondes ou jusqu'à ce qu'il soit parfumé. Ajouter le brocoli haché, les raisins secs et ½ tasse d'eau. Couvrir et cuire

environ 8 minutes ou jusqu'à ce que le brocoli soit tendre. Retirez le couvercle de la casserole; laissez l'excès d'eau s'évaporer. Mettre de côté.

2. Pour les rouleaux, couper chaque poitrine de poulet en deux dans le sens de la longueur; placer chaque morceau entre deux morceaux de pellicule plastique. À l'aide du côté plat d'un maillet à viande, piler doucement le poulet jusqu'à ce qu'il ait environ ¼ de pouce d'épaisseur. Pour chaque rouleau, placez environ ¼ tasse de mélange de brocoli et de raab sur l'une des extrémités les plus courtes; rouler, plier sur le côté pour recouvrir complètement la garniture. (Les rouleaux peuvent être préparés jusqu'à 1 jour à l'avance et réfrigérés jusqu'à ce qu'ils soient prêts à cuire.)

3. Dans une grande poêle, chauffer 1 cuillère à soupe d'huile d'olive à feu moyen. Ajouter les rouleaux, les coutures vers le bas. Cuire environ 8 minutes ou jusqu'à ce qu'ils soient dorés de tous les côtés, en les retournant deux ou trois fois pendant la cuisson. Transférer les rouleaux sur un plateau.

4. Pour la sauce, faites chauffer 1 cuillère à soupe du reste d'huile d'olive dans une poêle à feu moyen. Ajouter les oignons; cuire environ 5 minutes ou jusqu'à ce qu'il soit translucide. Ajouter les tomates et le basilic. Placer les rouleaux sur la sauce dans la poêle. Porter à ébullition à feu moyen-vif; réduire la chaleur. Couvrir et laisser mijoter environ 5 minutes ou jusqu'à ce que les tomates commencent à se décomposer mais conservent toujours leur forme et que les rondelles soient bien chauffées.

5. Pour la vinaigrette, mélanger le jus de citron, la mayonnaise paléo, la moutarde de Dijon, l'ail et le poivre noir dans un petit bol. Arroser d'un quart de tasse d'huile d'olive en fouettant jusqu'à émulsion. Dans un grand bol, mélanger la vinaigrette avec la laitue romaine hachée. Pour servir, répartir la salade rouge dans six assiettes de service. Coupez les anneaux et placez-les sur la laitue; verser la sauce tomate dessus.

SHAWARMA DE POULET GRILLE AVEC LEGUMES EPICES ET VINAIGRETTE AUX PIGNONS DE PIN

DEVOIRS : 20 minutes marinade : 30 minutes grillade : 10 minutes préparation : 8 petits pains (4 portions)

1½ livre de poitrine de poulet désossée et sans peau, coupée en morceaux de 2 pouces
5 cuillères à soupe d'huile d'olive
2 cuillères à soupe de jus de citron frais
1¾ cuillères à café de cumin moulu
1 cuillère à café d'ail haché
1 cuillère à café de paprika
½ cuillère à café de curry en poudre
½ cuillère à café de cannelle moulue
¼ cuillère à café de poivre de Cayenne
1 courgette moyenne, coupée en deux
1 petite aubergine, coupée en tranches de ½ pouce
1 gros poivron jaune, coupé en deux et épépiné
1 oignon rouge moyen, coupé en quatre
8 tomates cerises
8 grandes feuilles de laitue
Garniture de pignons de pin frits (voir<u>recette</u>)
Tranches de citrons

1. Pour la marinade, mélangez 3 cuillères à soupe d'huile d'olive, le jus de citron, 1 cuillère à café de cumin, l'ail, ½ cuillère à café de paprika, la poudre de curry, ¼ cuillère à café de cannelle et le poivre de Cayenne dans un petit bol. Placer les morceaux de poulet dans un

grand sac en plastique refermable dans un plat peu profond. Verser la marinade sur le poulet. Fermez le sac; transformer un sac en manteau. Laisser mariner au réfrigérateur pendant 30 minutes en retournant le sac de temps en temps.

2. Retirez le poulet de la marinade; jeter la marinade. Enfiler le poulet sur quatre longues brochettes.

3. Placer la courgette, l'aubergine, le poivron et l'oignon sur une plaque à pâtisserie. Arroser de 2 cuillères à soupe d'huile d'olive. Saupoudrer des ¾ de cuillère à thé de cumin restants, de la ½ cuillère à thé de paprika restante et du ¼ de cuillère à thé de cannelle restante; Frotter légèrement sur les légumes. Enfiler les tomates sur deux brochettes.

3. Pour un gril au charbon de bois ou au gaz, placez les brochettes de poulet et de tomates et les légumes sur le gril à feu moyen. Couvrir et griller jusqu'à ce que le poulet ne soit plus rose et que les légumes soient légèrement carbonisés et tendres, en les retournant une fois. Compter 10 à 12 minutes pour le poulet, 8 à 10 minutes pour les légumes et 4 minutes pour les tomates.

4. Retirez le poulet de la brochette. Hacher le poulet et trancher finement les courgettes, les aubergines et le poivron. Retirer les tomates des brochettes (ne pas hacher). Disposez le poulet et les légumes dans une assiette. Pour servir, disposer du poulet et des légumes sur une feuille de laitue; verser sur les pignons grillés. Servir avec des quartiers de citron.

POITRINE DE POULET ROTIE AUX CHAMPIGNONS, CHOU-FLEUR PILE A L'AIL ET ASPERGES ROTIES

INDEMNITE:Effet 50 minutes : 4 portions

- 4 demi-poitrines de poulet avec os, sans peau, de 10 à 12 onces
- 3 tasses de petits champignons blancs
- 1 tasse de poireau ou d'oignon jaune finement tranché
- 2 tasses de bouillon d'os de poulet (voir recette) ou soupe de poulet sans sel ajouté
- 1 tasse de vin blanc sec
- 1 gros bouquet de thym frais
- Poivre noir
- vinaigre de vin blanc (facultatif)
- 1 tête de chou-fleur séparée en fleurs
- 12 gousses d'ail, pelées
- 2 cuillères à soupe d'huile d'olive
- Poivre blanc ou cayenne
- 1 livre d'asperges, hachées
- 2 cuillères à café d'huile d'olive

1. Préchauffer le four à 400 °F. Placer les poitrines de poulet dans un plat de cuisson rectangulaire de 3 pintes; garnir de champignons et de poireaux. Verser le bouillon d'os de poulet et le vin sur le poulet et les légumes. Garnir de thym et saupoudrer de poivre noir. Recouvrez la plaque de papier d'aluminium.

2. Cuire au four de 35 à 40 minutes ou jusqu'à ce qu'un thermomètre à lecture instantanée inséré dans le poulet indique 170 °F. Retirer et jeter les brins de thym.

Si désiré, assaisonnez le liquide de braisage avec une petite quantité de vinaigre avant de servir.

2. Entre-temps, dans une grande casserole, cuire le chou-fleur et l'ail dans suffisamment d'eau bouillante pour couvrir pendant environ 10 minutes ou jusqu'à ce qu'ils soient tendres. Égouttez le chou-fleur et l'ail, puis égouttez 2 cuillères à soupe du liquide de cuisson. Placer le chou-fleur et le liquide de cuisson dans un robot culinaire ou un grand bol à mélanger. Mélanger jusqu'à consistance lisse* ou écraser avec un pilon à pommes de terre ; ajouter 2 cuillères à soupe d'huile d'olive et assaisonner de poivre blanc si désiré. Réserver au chaud jusqu'au moment de servir.

3. Disposez les asperges en une seule couche sur une plaque à pâtisserie. Arroser de 2 cuillères à café d'huile d'olive et mélanger. Saupoudrer de poivre noir. Cuire au four à 400 °F pendant environ 8 minutes ou jusqu'à ce qu'ils soient croustillants, en remuant une fois.

4. Répartir la purée de chou-fleur dans six assiettes de service. Mettre le poulet, les champignons et les poireaux dessus. Verser dessus une partie du liquide de braisage; servir avec des asperges rôties.

*Remarque : si vous utilisez un robot multifonction, veillez à ne pas trop mélanger car le chou-fleur deviendrait trop fin.

SOUPE AU POULET A LA THAÏLANDAISE

DEVOIRS:Congeler 30 minutes : Cuire 20 minutes : 50 minutes
Utilisations : 4 à 6 portions

LE TAMARIN EST UN FRUIT AMER ET MUSQUEIL EST UTILISE DANS LA CUISINE INDIENNE, THAÏLANDAISE ET MEXICAINE. DE NOMBREUSES PATES DE TAMARIN PREPAREES DANS LE COMMERCE CONTIENNENT DU SUCRE; ASSUREZ-VOUS D'EN ACHETER UN QUI N'EN CONTIENT PAS. LES FEUILLES DE LIME KAFFIR PEUVENT ETRE TROUVEES FRAICHES, CONGELEES ET SECHEES SUR LA PLUPART DES MARCHES ASIATIQUES. SI VOUS NE LES TROUVEZ PAS, REMPLACEZ LES FEUILLES DE CETTE RECETTE PAR 1½ CUILLERES A CAFE DE ZESTE DE CITRON VERT FINEMENT RAPE.

- 2 tiges de citronnelle, parées
- 2 cuillères à soupe d'huile de noix de coco non raffinée
- ½ tasse d'oignons verts tranchés finement
- 3 grosses gousses d'ail, tranchées finement
- 8 tasses de bouillon d'os de poulet (voir<u>recette</u>) ou soupe de poulet sans sel ajouté
- ¼ tasse de pâte de tamarin sans sucre ajouté (comme la marque Tamicon)
- 2 cuillères à soupe de flocons de nori
- 3 piments thaïlandais frais, tranchés finement avec les graines intactes (voir<u>biais</u>)
- 3 feuilles de lime kaffir
- 1 morceau de gingembre de 3 pouces, tranché finement
- 4 demi-poitrines de poulet désossées et sans peau de 6 onces

1 boîte de 14,5 onces de tomates rôties en dés sans sel, non égouttées

6 onces d'asperges fines, parées et coupées en diagonale en morceaux de ½ pouce

½ tasse de feuilles de basilic thaï tassées (voir Note)

1. En exerçant une forte pression avec le dos du couteau, coupez les tiges de la citronnelle. Hacher finement les tiges meurtries.

2. Faire chauffer l'huile de noix de coco au four à feu moyen. Ajouter la citronnelle et la ciboulette; cuire de 8 à 10 minutes en remuant fréquemment. Ajouter l'ail; cuire et remuer pendant 2 à 3 minutes ou jusqu'à ce qu'il soit parfumé.

3. Ajouter le bouillon d'os de poulet, la pâte de tamarin, les flocons de nori, le piment, les feuilles de citron vert et le gingembre. Porter à ébullition; réduire la chaleur. Couvrir et cuire à feu doux pendant 40 minutes.

4. Entre-temps, congeler le poulet de 20 à 30 minutes ou jusqu'à ce qu'il soit ferme. Couper le poulet en fines tranches.

5. Filtrer la soupe à travers une passoire à mailles fines dans une grande casserole, en appuyant avec le dos d'une grande cuillère pour faire ressortir les saveurs. Jeter les solides. Faire bouillir la soupe. Ajouter le poulet, les tomates non égouttées, les asperges et le basilic. Réduire le feu; laisser mijoter à découvert pendant 2 à 3 minutes ou jusqu'à ce que le poulet soit bien cuit. Sers immédiatement.

POULET GRILLE AVEC SAUGE CITRONNEE ET SCAROLE

DEVOIRS : 15 minutes cuisson : 55 minutes repos : 5 minutes
Utilisation : 4 portions

TRANCHES DE CITRON ET FEUILLE DE SAUGE. PLACE SOUS LA PEAU DU POULET, IL DONNE DU GOUT A LA VIANDE PENDANT LA CUISSON ET CREE UN DESIGN ATTRAYANT SOUS LA PEAU CROUSTILLANTE ET OPAQUE A LA SORTIE DU FOUR.

- 4 demi-poitrines de poulet non désossées (avec la peau)
- 1 citron, tranché très finement
- 4 grandes feuilles de sauge
- 2 cuillères à café d'huile d'olive
- 2 cuillères à café d'épices méditerranéennes (voir recette)
- ½ cuillère à café de poivre noir
- 2 cuillères à soupe d'huile d'olive extra vierge
- 2 échalotes, tranchées
- 2 gousses d'ail hachées
- Couper 4 têtes d'endives en deux dans le sens de la longueur

1. Préchauffer le four à 400 °F. À l'aide d'un couteau à éplucher, décoller délicatement la peau de chaque demi-poitrine en la laissant collée d'un côté. Déposer 2 tranches de citron et 1 feuille de sauge sur chaque poitrine. Remettez doucement la peau en place et appuyez doucement pour la fixer.

2. Placer le poulet dans un plat peu profond allant au four. Badigeonner le poulet de 2 cuillères à thé d'huile d'olive; saupoudrer d'assaisonnement méditerranéen et

¼ de cuillère à café de poivre. Griller, à découvert, pendant environ 55 minutes ou jusqu'à ce que la peau soit dorée et croustillante et qu'un thermomètre à lecture instantanée inséré dans le poulet enregistre 170 °F. Laisser reposer le poulet 10 minutes avant de servir.

3. Pendant ce temps, dans une grande poêle, chauffer 2 cuillères à soupe d'huile d'olive à feu moyen. Ajouter les échalotes; cuire environ 2 minutes ou jusqu'à ce qu'il soit translucide. Saupoudrer l'endive avec le ¼ de cuillère à café de poivre restant. Ajouter l'ail dans la poêle. Placer l'endive dans la poêle, côté coupé vers le bas. Cuire environ 5 minutes ou jusqu'à ce qu'ils soient dorés. Tourner délicatement l'endive; cuire 2 à 3 minutes de plus ou jusqu'à tendreté. Servir avec du poulet.

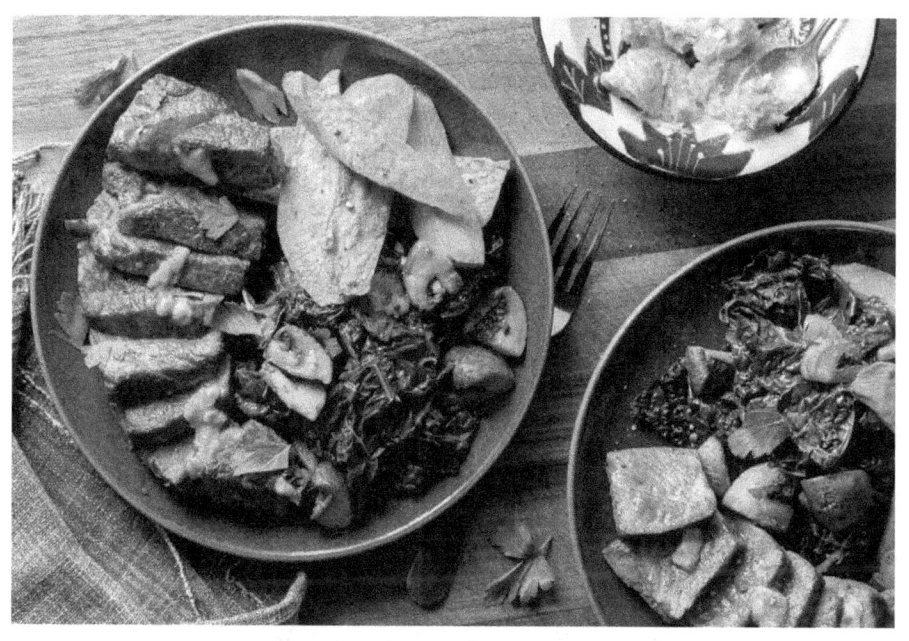

POULET AUX OIGNONS NOUVEAUX, CRESSON ET RADIS

DEVOIRS:Cuisson 20 minutes : Cuisson 8 minutes : 30 minutes
Utilisation : 4 portions

MEME S'IL PEUT SEMBLER ETRANGE DE CUISINER DES RADIS,ICI, ILS SONT A PEINE CUITS, JUSTE ASSEZ POUR ADOUCIR LEUR MORSURE EPICEE ET S'ADOUCIR UN PEU.

- 3 cuillères à soupe d'huile d'olive
- 4 demi-poitrines de poulet avec os (avec peau) de 10 à 12 onces
- 1 cuillère à soupe d'épices au citron (voir<u>recette</u>)
- ¾ tasse d'oignon de printemps tranché
- 6 radis, tranchés finement
- ¼ cuillère à café de poivre noir
- ½ tasse de vermouth blanc sec ou de vin blanc sec
- ⅓ tasse de crème de cajou (voir<u>recette</u>)
- 1 botte de cresson, tiges parées et hachées
- 1 cuillère à soupe d'aneth frais, coupé en lanières

1. Préchauffer le four à 350 °F. Chauffer l'huile d'olive dans une grande poêle à feu moyen-vif. Séchez le poulet avec une serviette en papier. Cuire le poulet, côté peau vers le bas, de 4 à 5 minutes ou jusqu'à ce que la peau soit dorée et croustillante. Retourner le poulet; cuire environ 4 minutes ou jusqu'à ce qu'ils soient dorés. Placer le poulet, côté peau vers le haut, dans un plat allant au four peu profond. Saupoudrer l'assaisonnement au citron sur le poulet. Cuire au four environ 30 minutes ou jusqu'à ce qu'un thermomètre à

lecture instantanée inséré dans le poulet indique 170 °F.

2. Pendant ce temps, versez tout sauf 1 cuillère à soupe de graisse de la poêle; Réchauffez la poêle. Ajouter la ciboulette et les radis; cuire environ 3 minutes ou jusqu'à ce que les oignons soient fanés. Saupoudrer de poivre. Ajouter le vermouth en remuant pour gratter les morceaux dorés. Porter à ébullition; cuire jusqu'à ce qu'il soit réduit et légèrement épaissi. Ajouter la crème de noix de cajou; fermenter. Retirer la casserole du feu; ajouter le cresson et l'aneth, en remuant doucement jusqu'à ce que le cresson ramollisse. Ajouter les jus de poulet qui se sont accumulés dans le plat de cuisson.

3. Répartir le mélange d'oignons verts dans quatre assiettes de service ; mettre le poulet dessus.

POULET TIKKA MASALA

DEVOIRS : 30 minutes Mariner : 4 à 6 heures Cuisson : 15 minutes Griller : 8 minutes Utilisations : 4 portions

CECI EST INSPIRE D'UN PLAT INDIEN TRES POPULAIRE.QUI N'EST PEUT-ETRE PAS DU TOUT ORIGINAIRE D'INDE, MAIS D'UN RESTAURANT INDIEN EN GRANDE-BRETAGNE. LE POULET TIKKA MASALA TRADITIONNEL DEMANDE QUE LE POULET SOIT MARINE DANS DU YOGOURT PUIS CUIT DANS UNE SAUCE TOMATE EPICEE GARNIE DE CREME. SANS PRODUITS LAITIERS POUR ATTENUER LA SAVEUR DE LA SAUCE, CETTE VERSION EST PARTICULIEREMENT PROPRE AU GOUT. AU LIEU DE RIZ, IL EST SERVI SUR DES NOUILLES DE COURGETTES CROUSTILLANTES.

- 1½ livre de pilons de poulet désossés ou sans peau ou une demi-poitrine de poulet
- ¾ tasse de lait de coco ordinaire (comme Nature's Way)
- 6 gousses d'ail hachées
- 1 cuillère à soupe de gingembre frais râpé
- 1 cuillère à café de coriandre moulue
- 1 cuillère à café de paprika
- 1 cuillère à café de cumin moulu
- ¼ cuillère à café de cardamome moulue
- 4 cuillères à soupe d'huile de noix de coco raffinée
- 1 tasse de carottes hachées
- 1 céleri finement tranché
- ½ tasse d'oignon haché
- 2 piments jalapeño ou serrano, épépinés (facultatif) et hachés finement (voir biais)

1 boîte de 14,5 onces de tomates rôties en dés sans sel, non égouttées
1 boîte de 8 onces de sauce tomate non salée
1 cuillère à café de garam masala sans sel ajouté
3 courgettes moyennes
½ cuillère à café de poivre noir
feuilles de coriandre fraîche

1. Si vous utilisez des pilons de poulet, coupez chaque pilons en trois morceaux. Si vous utilisez des moitiés de poitrine de poulet, coupez chaque moitié de poitrine en morceaux de 2 pouces, en coupant les parties épaisses en deux horizontalement pour les rendre plus minces. Placer le poulet dans un grand sac de plastique refermable; Mettre de côté. Pour la marinade, mélanger ½ tasse de lait de coco, ail, gingembre, coriandre, paprika, cumin et cardamome dans un petit bol. Verser la marinade sur le poulet dans le sac. Fermez le sac et retournez-le pour enrober le poulet. Placer le sac dans un bol moyen; laisser mariner au réfrigérateur pendant 4 à 6 heures en retournant le sac de temps en temps.

2. Faites chauffer le gril. Faites chauffer 2 cuillères à soupe d'huile de noix de coco dans une grande poêle à feu moyen. Ajouter la carotte, le céleri et l'oignon; cuire de 6 à 8 minutes ou jusqu'à ce que les légumes soient tendres, en remuant de temps à autre. Ajouter les jalapeños; cuire et remuer pendant 1 minute de plus. Ajouter les tomates non pressées et la sauce tomate. Porter à ébullition; réduire la chaleur. Laisser mijoter à découvert pendant environ 5 minutes ou jusqu'à ce que la sauce épaississe un peu.

3. Égouttez le poulet, jetez la marinade. Disposez les morceaux de poulet en une seule couche sur la grille non chauffée du plat de cuisson. Griller à 5 à 6 pouces de la chaleur pendant 8 à 10 minutes ou jusqu'à ce que le poulet ne soit plus rose, en le retournant une fois à mi-cuisson. Ajouter les morceaux de poulet cuits et le ¼ de tasse de lait de coco restant au mélange de tomates dans la poêle. Cuire 1 à 2 minutes ou jusqu'à ce que le tout soit bien chaud. Retirer du feu; ajouter le garam masala.

4. Coupez les extrémités des courgettes. À l'aide d'un coupe-julienne, coupez les courgettes en longues et fines lanières. Dans une très grande poêle, chauffer les 2 cuillères à soupe d'huile de noix de coco restantes à feu moyen-vif. Ajouter les lanières de courgettes et le poivre noir. Cuire et remuer pendant 2 à 3 minutes ou jusqu'à ce que les courgettes soient tendres mais encore croquantes.

5. Pour servir, répartir les courgettes dans quatre assiettes de service. Verser sur le mélange de poulet. Garnir de feuilles de coriandre.

PILON DE POULET RAS EL HANOUT

DEVOIRS:20 minutes Cuisson : 40 minutes Utilisation : 4 portions

RAS EL HANOUT EST UN COMPLEXEET UN MELANGE D'EPICES MAROCAINES EXOTIQUES. L'EXPRESSION SIGNIFIE "CHEF DE MAGASIN" EN ARABE, CE QUI IMPLIQUE QU'IL S'AGIT D'UN MELANGE UNIQUE DES MEILLEURES EPICES QUE LE VENDEUR D'EPICES A A OFFRIR. IL N'Y A PAS DE RECETTE FIXE POUR LE RAS EL HANOUT, MAIS IL CONTIENT SOUVENT UN MELANGE DE GINGEMBRE, D'ANIS, DE CANNELLE, DE NOIX DE MUSCADE, DE GRAINS DE POIVRE, DE CLOUS DE GIROFLE, DE CARDAMOME, DE FLEURS SECHEES (COMME LA LAVANDE ET LA ROSE), D'ACHILLEE MILLEFEUILLE, DE MACIS, DE GALANGA ET DE CURCUMA. .

- 1 cuillère à soupe de cumin moulu
- 2 cuillères à café de gingembre moulu
- 1½ cuillères à café de poivre noir
- 1½ cuillères à café de cannelle moulue
- 1 cuillère à café de coriandre moulue
- 1 cuillère à café de poivre de cayenne
- 1 cuillère à café de piment de la Jamaïque moulu
- ½ cuillère à café de clous de girofle moulus
- ¼ cuillère à café de muscade moulue
- 1 cuillère à café de safran (facultatif)
- 4 cuillères à soupe d'huile de noix de coco non raffinée
- 8 pilons de poulet avec os
- 1 paquet de 8 onces de champignons frais, tranchés
- 1 tasse d'oignon haché

1 tasse de poivron rouge, jaune ou vert haché (1 gros)

4 tomates Roma, épépinées et hachées

4 gousses d'ail, hachées

2 boîtes de 13,5 onces de lait de coco ordinaire (comme Nature's Way)

3 à 4 cuillères à soupe de jus de citron frais

¼ tasse de coriandre fraîche hachée finement

1. Pour le ras el hanout, dans un mortier moyen ou un petit bol, mélanger le cumin, le gingembre, le poivre noir, la cannelle, la coriandre, le poivre de Cayenne, le piment de la Jamaïque, les clous de girofle, la muscade et, si désiré, le safran. Broyer dans un mortier ou remuer avec une cuillère pour bien mélanger. Mettre de côté.

2. Dans une très grande poêle, chauffer 2 cuillères à soupe d'huile de noix de coco à feu moyen. Saupoudrer 1 cuillère à soupe de ras el hanout sur les pilons de poulet. Ajouter le poulet à la poêle; cuire de 5 à 6 minutes ou jusqu'à ce qu'ils soient dorés, en les retournant une fois à mi-cuisson. Retirer le poulet de la poêle; garder au chaud.

3. Dans la même poêle, chauffer les 2 cuillères à soupe d'huile de noix de coco restantes à feu moyen. Ajouter les champignons, les oignons, les poivrons, les tomates et l'ail. Cuire et remuer environ 5 minutes ou jusqu'à ce que les légumes soient tendres. Ajouter le lait de coco, le jus de citron vert et 1 cuillère à soupe de ras el hanout. Remettre le poulet dans la poêle. Porter à ébullition; réduire la chaleur. Laisser mijoter, couvert, environ 30 minutes ou jusqu'à ce que le poulet soit tendre (175 °F).

4. Servir le poulet, les légumes et la sauce dans des bols. Garnir de coriandre.

Remarque : conservez les restes de Ras el Hanout dans un récipient hermétique jusqu'à 1 mois.

PILONS DE POULET MARINES A LA CARAMBOLE SUR COMPOTE D'EPINARDS

DEVOIRS:40 minutes marinade : 4 à 8 heures cuisson : 45 minutes utilisation : 4 portions

SECHEZ LE POULET SI NECESSAIRE.AVEC UNE SERVIETTE EN PAPIER APRES QU'IL SOIT SORTI DE LA MARINADE AVANT DE LE FAIRE FRIRE A LA POELE. TOUT LIQUIDE RESTANT SUR LA VIANDE ECLABOUSSERA DANS L'HUILE CHAUDE.

- 8 pilons de poulet avec os (1½ à 2 livres), sans peau
- ¾ tasse de vinaigre blanc ou de cidre
- ¾ tasse de jus d'orange frais
- ½ tasse d'eau
- ¼ tasse d'oignon haché
- ¼ tasse de coriandre fraîche, hachée
- 4 gousses d'ail, hachées
- ½ cuillère à café de poivre noir
- 1 cuillère à soupe d'huile d'olive
- 1 carambole (carambole), tranchée
- 1 tasse de bouillon d'os de poulet (voir recette) ou soupe de poulet sans sel ajouté
- 2 paquets de 9 onces de feuilles d'épinards frais
- feuilles de coriandre fraîche (facultatif)

1. Placer le poulet dans une marmite en acier inoxydable ou en émail ; Mettre de côté. Dans un bol moyen, mélanger le vinaigre, le jus d'orange, l'eau, l'oignon, ¼ tasse de coriandre hachée, l'ail et le poivre; verser sur le poulet.

Couvrir et laisser mariner au réfrigérateur pendant 4 à 8 heures.

2. Porter le mélange de poulet à ébullition dans une casserole à feu moyen-vif; réduire la chaleur. Couvrir et laisser mijoter de 35 à 40 minutes ou jusqu'à ce que le poulet ne soit plus rosé (175 °F).

3. Dans une très grande poêle, chauffer l'huile à feu moyen. À l'aide de pinces, retirer le poulet du four en secouant doucement pour égoutter le liquide de cuisson; conserver le liquide de cuisson. Saisir le poulet de tous les côtés en le retournant fréquemment pour le dorer uniformément.

4. Pendant ce temps, filtrez le liquide de cuisson de la sauce ; Remettre dans le four hollandais. Laissez bouillir. Cuire environ 4 minutes pour réduire et épaissir un peu; ajouter la carambole; cuire 1 minute de plus. Remettre le poulet dans la sauce au four. Retirer du feu; couvrir pour garder au chaud.

5. Nettoyez la casserole. Verser le bouillon d'os de poulet dans la poêle. Porter à ébullition à feu moyen-vif; ajouter les épinards. Réduire le feu; sauter 1 à 2 minutes ou jusqu'à ce que les épinards soient tendres, en remuant constamment. Transférer les épinards dans une assiette de service avec une écumoire. Verser sur le poulet et la sauce. Si désiré, saupoudrer de feuilles de coriandre.

TACOS DE POULET AU CHOU POBLANO AVEC MAYONNAISE CHIPOTLE

DEVOIRS:Cuire 25 minutes : 40 minutes Utilisation : 4 portions

SERVEZ CES TACOS SALES MAIS DELICIEUXATTRAPER LA FARCE QUI TOMBE DE LA FEUILLE DE CHOU AVEC UNE FOURCHETTE PENDANT QUE VOUS LA MANGEZ.

- 1 cuillère à soupe d'huile d'olive
- 2 piments poblano, débarrassés des graines (facultatif) et moulus (voir biais)
- ½ tasse d'oignon haché
- 3 gousses d'ail hachées
- 1 cuillère à soupe de piment en poudre sans sel
- 2 cuillères à café de cumin moulu
- ½ cuillère à café de poivre noir
- 1 boîte de 8 onces de sauce tomate non salée
- ¾ tasse de bouillon d'os de poulet (voir recette) ou soupe de poulet sans sel ajouté
- 1 cuillère à café d'origan mexicain séché, broyé
- 1 à 1½ livres de pilons de poulet désossés et sans peau
- 10 à 12 feuilles de chou moyennes à grandes
- Chipotle Paleo Mayo (voir recette)

1. Préchauffer le four à 350 °F. Dans une grande poêle allant au four, chauffer l'huile à feu moyen-vif. Ajouter le piment poblano, l'oignon et l'ail; cuire et remuer pendant 2 minutes. Ajouter la poudre de chili, le cumin et le poivre noir; cuire et remuer encore 1 minute

(réduire le feu si nécessaire pour éviter que les épices ne brûlent).

2. Ajouter la sauce tomate, le bouillon d'os de poulet et l'origan dans la poêle. Laissez bouillir. Placer délicatement les pilons de poulet dans le mélange de tomates. Couvrir le récipient avec un couvercle. Cuire au four environ 40 minutes ou jusqu'à ce que le poulet soit tendre (175 °F), en le retournant une fois à mi-cuisson.

3. Retirez le poulet de la poêle; refroidir un peu. À l'aide de deux fourchettes, déchiqueter le poulet en petits morceaux. Ajouter le poulet en tranches au mélange de tomates dans la poêle.

4. Pour servir, verser le mélange de poulet sur les feuilles de chou; garnir de mayonnaise paléo chipotle.

RAGOUT DE POULET AUX JEUNES CAROTTES ET BOK CHOY

DEVOIRS:Cuisson 15 minutes : Repos 24 minutes : 2 minutes
Utilisation : 4 portions

LE BABY BOK CHOY EST TRES TENDREET VOUS POUVEZ CUISINER TROP EN UN INSTANT. POUR LE GARDER CROUSTILLANT ET FRAIS ET NON RATATINE OU DETREMPE, FAITES-LE CUIRE A LA VAPEUR DANS UNE CASSEROLE CHAUDE COUVERTE (HORS DU FEU) PENDANT 2 MINUTES MAXIMUM AVANT DE SERVIR LE RAGOUT.

- 2 cuillères à soupe d'huile d'olive
- 1 poireau, tranché (parties blanches et vert clair)
- 4 tasses de bouillon d'os de poulet (voir recette) ou soupe de poulet sans sel ajouté
- 1 tasse de vin blanc sec
- 1 cuillère à soupe de moutarde de dijon (voir recette)
- ½ cuillère à café de poivre noir
- 1 brin de thym frais
- 1¼ livres de pilons de poulet désossés et sans peau, coupés en morceaux de 1 pouce
- 8 onces de carottes miniatures avec le dessus, pelées, parées et coupées en deux dans le sens de la longueur, ou 2 carottes moyennes, coupées en diagonale
- 2 cuillères à café de zeste de citron finement râpé (réserver)
- 1 cuillère à soupe de jus de citron frais
- 2 têtes de mini bok choy
- ½ cuillère à café de thym frais, haché

1. Dans une grande casserole, chauffer 1 cuillère à soupe d'huile d'olive à feu moyen. Cuire les poireaux dans

l'huile chaude de 3 à 4 minutes ou jusqu'à ce qu'ils soient tendres. Ajouter le bouillon d'os de poulet, le vin, la moutarde de Dijon, ¼ de cuillère à café de poivre et une branche de thym. Porter à ébullition; réduire la chaleur. Cuire de 10 à 12 minutes ou jusqu'à ce que le liquide ait réduit d'environ un tiers. Jetez le brin de thym.

2. Pendant ce temps, chauffer la cuillère à soupe d'huile d'olive restante au four à feu moyen. Saupoudrer le poulet avec le ¼ de cuillère à café de poivre restant. Frire dans l'huile chaude pendant environ 3 minutes ou jusqu'à ce qu'ils soient dorés, en remuant de temps en temps. Si nécessaire, égouttez la graisse. Ajouter délicatement le mélange de bouillon réduit dans la casserole, en grattant les morceaux bruns ; ajouter les carottes. Porter à ébullition; réduire la chaleur. Laisser mijoter à découvert pendant 8 à 10 minutes ou jusqu'à ce que les carottes soient tendres. Ajouter le jus de citron. Couper le bok choy en deux dans le sens de la longueur. (Si les têtes de bok choy sont grosses, coupez-les en quartiers.) Placez le bok choy sur le poulet dans la casserole. Couvrir et retirer du feu; laisser reposer 2 minutes.

3. Servir le ragoût dans des bols peu profonds. Parsemez de zeste de citron et de feuilles de thym.

FAIRE FRIRE LE POULET AVEC LES NOIX DE CAJOU, L'ORANGE ET LE POIVRON SUR DES ROULES DE LAITUE

INDEMNITE:45 minutes donne : 4 à 6 portions

VOUS TROUVEREZ DEUX TYPESHUILE DE NOIX DE COCO SUR LES ETAGERES, RAFFINEE ET EXTRA VIERGE, OU NON RAFFINEE. COMME SON NOM L'INDIQUE, L'HUILE DE COCO EXTRA VIERGE EST OBTENUE EN PRESSANT D'ABORD DES NOIX DE COCO FRAICHES ET CRUES. C'EST TOUJOURS LA MEILLEURE OPTION LORSQU'IL EST CUIT A FEU MOYEN OU MOYEN. L'HUILE DE NOIX DE COCO RAFFINEE A UN POINT DE FUMEE PLUS ELEVE, ALORS NE L'UTILISEZ QUE LORS DE LA CUISSON A FEU VIF.

- 1 cuillère à soupe d'huile de noix de coco raffinée
- 1½ à 2 livres de pilons de poulet désossés et sans peau, coupés en fines lanières
- 3 poivrons rouges, orange et/ou jaunes, équeutés, épépinés et tranchés finement en lanières de la taille d'une bouchée
- Couper 1 oignon rouge en deux dans le sens de la longueur et trancher finement
- 1 cuillère à café de zeste d'orange finement râpé (réserver)
- ½ tasse de jus d'orange frais
- 1 cuillère à soupe de gingembre frais moulu
- 3 gousses d'ail hachées
- 1 tasse de noix de cajou crues non salées, grillées et hachées grossièrement (voir_biais_)
- ½ tasse d'oignons verts tranchés (4)
- 8 à 10 feuilles de beurre ou de laitue

1. Dans un wok ou une grande poêle, chauffer l'huile de noix de coco à feu vif. Ajouter le poulet; cuire et remuer pendant 2 minutes. Ajouter le poivron et l'oignon; cuire et remuer pendant 2 à 3 minutes ou jusqu'à ce que les légumes commencent à ramollir. Retirer le poulet et les légumes du wok; garder au chaud.

2. Essuyez le wok avec une serviette en papier. Ajouter le jus d'orange dans le wok. Cuire environ 3 minutes ou jusqu'à ce que le jus bout et réduire légèrement. Ajouter le gingembre et l'ail. Cuire et remuer pendant 1 minute. Remettre le mélange de poulet et de poivrons dans le wok. Ajouter le zeste d'orange, les noix de cajou et les oignons verts. Servir frit sur des feuilles de laitue.

POULET VIETNAMIEN A LA NOIX DE COCO ET A LA CITRONNELLE

INDEMNITE:Effet 30 minutes : 4 portions

CE CURRY RAPIDE A LA NOIX DE COCOIL PEUT ETRE SUR LA TABLE EN 30 MINUTES A PARTIR DU MOMENT OU IL COMMENCE A MORDRE, CE QUI EN FAIT LE REPAS IDEAL POUR UN SOIR DE SEMAINE CHARGE.

- 1 cuillère à soupe d'huile de noix de coco non raffinée
- 4 tiges de citronnelle (parties pâles seulement)
- 1 paquet de 3,2 onces de pleurotes, hachés
- 1 gros oignon, tranché finement en rondelles, coupé en deux
- 1 jalapeño frais, sans pépins et haché finement (voir biais)
- 2 cuillères à soupe de gingembre frais moulu
- 3 gousses d'ail hachées
- 1½ livres de pilons de poulet désossés et sans peau, tranchés finement et coupés en petits morceaux
- ½ tasse de lait de coco ordinaire (comme Nature's Way)
- ½ tasse de bouillon d'os de poulet (voir recette) ou soupe de poulet sans sel ajouté
- 1 cuillère à soupe de curry rouge en poudre non salé
- ½ cuillère à café de poivre noir
- ½ tasse de feuilles de basilic frais hachées
- 2 cuillères à soupe de jus de citron vert frais
- Noix de coco râpée non sucrée (facultatif)

1. Dans une très grande poêle, chauffer l'huile de noix de coco à feu moyen. Ajouter la citronnelle; cuire et remuer pendant 1 minute. Ajouter les champignons,

l'oignon, le jalapeño, le gingembre et l'ail; cuire et remuer pendant 2 minutes ou jusqu'à ce que l'oignon ramollisse. Ajouter le poulet; cuire environ 3 minutes ou jusqu'à ce que le poulet soit bien cuit.

2. Dans un petit bol, mélanger le lait de coco, le bouillon d'os de poulet, la poudre de curry et le poivre noir. Ajouter au mélange de poulet dans la poêle; cuire 1 minute ou jusqu'à ce que le liquide épaississe légèrement. Retirer du feu; ajouter le basilic frais et le jus de lime. Si désiré, saupoudrer les pièces de noix de coco.

www.ingramcontent.com/pod-product-compliance
Lightning Source LLC
Chambersburg PA
CBHW070410120526
44590CB00014B/1343